Karola Schneider

Kraftsuppen
nach der Chinesischen Heilkunde

Karola Schneider

Kraftsuppen
nach der Chinesischen Heilkunde

Wohltuende und stärkende Fünf-Elemente-Suppen für die westliche Küche

mit Fotografien
von Ulla Mayer-Raichle

Joy-Verlag

Auflage 12 11 10 9 8
Jahr 2009 2008 2007 2006

Umschlaggestaltung: Kuhn Grafik, Zürich
Satz, Gestaltung u. Illustrationen: Michael Epperlein, Biberach
Fotografien von Umschlag und Innenteil: Ulla Mayer-Raichle, Kempten
Kalligrafien S. 11 und 61: Julie Lim
Lektorat: Erdmute Otto, Hamburg
Druck: Legoprint, S. p. A., Lavis (TN)

Printed in Italy

ISBN 978-3-928554-35-0

Inhalt

Teil 3: Chinesische Heilkräuter und ihre Verwendung in Suppen

Anhang

Vorwort

In meiner Praxis für Traditionelle Chinesische Medizin (TCM) bemerke ich immer wieder mit Erstaunen, wie wenig die Kraft der Nahrung genutzt wird. Einige der Patienten und Patientinnen[1] sehen mich mit großen Augen an, wenn ich sie frage, ob ihnen Getreidesorten wie Hirse, Buchweizen oder Grünkern bekannt sind oder ob täglich gekocht wird.

Viele bringen klare Vorstellungen über gesunde Ernährung mit oder erzählen eine lange Geschichte von unterschiedlichen Abnehm-, Reinigungs- oder Fastenkuren. Die meisten Ansichten haben ihre Berechtigung. Da aber kein Mensch dem anderen gleicht, kann selten eine Sache gut für alle sein. Erklärungen zu einer gesunden Ernährung sollten nachvollziehbar, undogmatisch und praktisch umsetzbar sein. Diesen Ansprüchen wird die Ernährungslehre der chinesischen Heilkunde gerecht.
Mit dem vorliegenden Buch möchte ich Ihnen zum einen die Grundlagen dieser Medizinrichtung näher bringen und Sie gleichzeitig dazu bewegen, bisher Gedachtes zu hinterfragen und Neues auszuprobieren.
Zum anderen möchte ich all jene unter Ihnen unterstützen, die sich bisher nicht viel mit Kochkunst und Ernährung beschäftigt haben und einfache, in den Alltag integrierbare Ratschläge für gesunde Kost suchen.

Der erste Teil des Buches beinhaltet eine kurze Einführung in die Traditionelle Chinesische Medizin (TCM). Dieser Überblick soll Ihnen ermöglichen, die Behandlungsansätze eines Therapeuten der TCM im Groben zu verstehen.
Die Erklärungen sind aber in keiner Weise ein Ersatz für die differenzierte Diagnose durch einen erfahrenen Behandler. Als Laie kann man die grundlegenden Zusammenhänge und dabei vor allem die Ratschläge zur Vorbeugung verstehen und nachvollziehen. Dieser Aspekt liegt mir sogar außerordentlich am Herzen.
Warum wäre aber eine jahrelange Ausbildung in der chinesischen Heilkunde notwendig, wenn man sich das komplexe Wissen durch die kurze Lektüre eines Buches aneignen könnte? Wie auch in anderen medizinischen Traditionen ist auch in der TCM die Diagnose oft das Schwierigste. Ist diese einmal klar, baut sich eine darauf abgestimmte Behandlung auf.

1 Um den Lesefluss nicht zu stören, werde ich im Weiteren die männliche Form benutzen. Damit spreche ich alle Menschen an, ohne mich auf ein Geschlecht zu beziehen.

An dieser Stelle möchte ich ausdrücklich davor warnen, sich selbst zu diagnostizieren und daraus eine Therapie abzuleiten. Suchen Sie bei einer Erkrankung einen erfahrenen TCM-Therapeuten auf!

Im zweiten Teil des Buches finden Sie Rezepte für Kraftsuppen mit Getreide, Hülsenfrüchten, Gemüse, Algen, Fleisch und Fisch sowie Beschreibungen zu den Wirkungen der einzelnen Nahrungsmittel. Mit den Rezepten möchte ich Ihnen den Zugang zu einer äußerst einfachen, aber wirkungsvollen Ernährung eröffnen. Die meisten der im Buch behandelten Nahrungsmittel sind in Europa heimisch, einige davon aber in Vergessenheit geraten. Um denjenigen von Ihnen, die mit bestimmten Nahrungsmitteln nicht vertraut sind, den Einkauf zu erleichtern, sind einige Farbfotos im Mittelteil des Buches beigefügt. Exotische Nahrungsmittel wie z.B. Schwarzen Klebreis erhält man in Asia-Shops, die es heute eigentlich in jeder größeren Stadt gibt.

Im dritten Teil des Buches sind gängige chinesische Heilkräuter und ihre Anwendungsmöglichkeiten beschrieben. Das Kochen mit Heilkräutern habe ich bewusst an den Schluss gesetzt, denn es erfordert eine gewisse Probierfreudigkeit. Chinesische Heilkräuter sind heute leicht zu beziehen (siehe Anhang). In der Küche Chinas ist es eine Selbstverständlichkeit, Heilpflanzen sowohl zur Vorbeugung als auch für die Eigenbehandlung kleiner Leiden zu verwenden.

Im Anhang finden Sie zehn alphabetisch geordnete Nahrungsmittellisten. Damit können Sie einen schnellen Vergleich zwischen Nahrungsmitteln einer Gattung ziehen, z.B. zwischen verschiedenen Getreidesorten oder Gewürzen, und auf einen Blick Informationen über Geschmack, Thermik und allgemeine Wirkung jedes Nahrungsmittels erhalten.

Die TCM basiert auf einem nachvollziehbaren und ganzheitlichen Erklärungsmodell. Es ist empfehlenswert, den ersten Teil des Buches zunächst genau zu lesen, denn darin sind die wichtigen Grundprinzipien der Fünf-Elemente-Ernährung beschrieben. Die theoretischen Ausführungen im zweiten Teil sind »leichter verdaulich«; man kann sie auch während des Kochens lesen. Wenn Sie die Grundlagen der chinesischen Ernährungslehre kennen, werden Sie mit Hilfe der Tabellen im Anhang die Rezepte selbst fantasievoll abwandeln können.

Teil 1

Grundlagen der chinesischen Heilkunde

Was sind Kraftsuppen?

Über Suppen kursieren viele Gerüchte. Manche meinen, Suppen würden dick machen; andere sind davon überzeugt, dass sie ungesund sind, da gekocht und verkocht; wieder andere finden, dass Suppen arbeitsaufwendig sind oder auch altmodisch. Mancher ist vielleicht an das schreckliche Ende des Suppenkaspers erinnert, mit welchem Kindern früher gedroht wurde, wenn sie nicht essen wollten. Weshalb also ein ganzes Buch über Suppen?
Suppen sind einfach zu kochen und können ein guter Einstieg für eine gesündere Ernährung sein. Ich denke dabei nicht nur an Familien, sondern auch an Singles und Selbstständige, die häufig zu lange arbeiten, und nicht zuletzt an jene, die ihre Gesundheit mit ständigen Abnehmkuren geschädigt haben.
Kraftsuppen können sehr viele Gesichter haben, und ich möchte den Begriff erst einmal weiter fassen, als normal üblich ist.

Herkömmliche Kraftbrühen

In der westlichen Gastronomie verdient eine Kraftbrühe nur dann ihren Namen, wenn sie aus Fleisch und Knochen zubereitet ist und diese 10–15 Stunden gekocht wurden. Dieser Vorgang lässt sich mit der Herstellung einer Potenz durch Verschütteln in der Homöopathie vergleichen. Die chinesische Heilkunde beschreibt das lange Köcheln der Zutaten einer Kraftbrühe als eine Transformation der Substanzen in Energie. Die Zutaten zerfallen und sind auch nicht mehr schmackhaft, weshalb sie nach dem Auskochen ausgesiebt werden. Die Materie hat sich in Qi gewandelt, welches dem Körper durch die Einnahme der Kraftbrühe zugeführt werden kann. Das wussten wohl auch unsere Großmütter, denn auch sie kochten nach schwächender Krankheit eine Kraftbrühe.
In Asien ist es immer noch üblich, ständig einen Tontopf auf dem Herd stehen zu haben, in dem die Gemüse- und Fleischreste ausgekocht werden. Zum besonderen Anlass einer Hochzeit wird dem Paar schon einmal eine wochenlang geköchelte Kraftbrühe serviert, um die Nieren für die erwartete Zeugung der Nachkommen zu stärken.
Das mag uns heute als Energieverschwendung vorkommen. Die Küche hat in unserer modernen Gesellschaft auch nicht mehr die Rolle des zentralen Raumes für die Familie. Das Kochen muss schnell gehen, weshalb die Fastfood-Industrie blüht. Dabei sind viele gute Prinzipien verloren gegangen. Es ist eigentlich unglaublich, wie miserabel sich viele Menschen in unserer Wohlstandsgesellschaft ernähren und wie sie sich damit die Basis für vielerlei Erkrankungen schaffen.

Kraftsuppen im weiteren Sinne

Kraftsuppen können auch aus anderen Zutaten hergestellt werden. Allen voran stehen die eher dicken Suppen oder Breie aus Getreide. Für eine gesunde Ernährung sollten die Mahlzeiten zu einem hohen Prozentsatz aus gekochtem Getreide bestehen. Vor allem zum Frühstück empfiehlt sich eine Kraftsuppe aus Getreide, wobei es zweitrangig ist, ob diese süß oder salzig ist.

Warum kann man Getreidebreie als Kraftsuppen bezeichnen? Im Getreidekorn steckt die ganze Information, die geballte Kraft der Pflanze. Man kann Getreidekörner, die nach Tausenden von Jahren in Grabkammern oder Höhlen gefunden wurden, noch einpflanzen: Das Korn gedeiht oftmals. Auch die Samen von Nüssen, Kernen und Hülsenfrüchten haben eine sehr nährende Wirkung. Nur sind sie wegen ihres hohen Fettgehaltes schwer verdaulich.

Getreide dagegen ist ein hervorragender Energielieferant für jeden Tag. Wenn man Getreide richtig zubereitet und gut kaut, ist es leicht zu verdauen, es entgiftet den Organismus und spendet viele wichtige Nährstoffe.

Aus Sicht der chinesischen Ernährungslehre sollte Getreide nur gekocht gegessen werden. Rohes Getreide in Form von Frischkornbrei ist harte Arbeit für den Magen. Ich habe schon viele Menschen behandelt, die glaubten, dass Müsli mit Joghurt und rohem Obst grundsätzlich für jeden Menschen das gesündeste Frühstück sei. Durch zu viel Rohkost wird mit der Zeit das Qi der Mitte verletzt und so die Fähigkeit, die Nahrung zu transportieren und umzuwandeln, vermindert. Stattdessen spenden gekochte Kraftsuppen aus Getreide Energie und unterstützen so den Körper in seiner Aufgabe, lebenswichtige Substanzen aus Energie zu bilden (vgl. »Der Dreifache Erwärmer und die Qi-Produktion«).

Kraftsuppen mit chinesischen Heilkräutern

In Suppenrezepten lässt sich die nahe Verbindung von Medizin und Kochkunst erkennen. Man spricht in der chinesischen Kräutermedizin ebenfalls von Suppen (chin.: *Tang*), wenn die Patienten sich aus den verschriebenen Kräutern ein Dekokt zubereiten. Diese Art der Verschreibung von chinesischen Heilkräutern ermöglicht eine äußerst individuelle Behandlung, die mit Fertigpräparaten in Form von Pulvern und Pillen nicht zu ersetzen ist.

Viele der Heilpflanzen werden in China auch zur Zubereitung von Suppen und Getreidebreien verwendet. Entsprechend ihrer Wirkung unterstreichen einige die stärkende Kraft der Nahrung, andere bewirken eine Ausleitung von Faktoren, die dem inneren Gleichgewicht im Wege stehen, wie z.B. überschüssige Feuch-

tigkeit; wieder andere Heilkräuter werden zur Unterstützung der Verdauung und zur Lenkung des Qi-Flusses verwendet.
Insgesamt unterstreichen und lenken die Heilkräuter die Wirkung der Nahrung. Daher kann man Brühen und Breie, die mit Kräutern gekocht werden, als Kraftsuppen bezeichnen.

Suppen im Speiseplan
In China wird bei einem Festessen die Suppe immer am Ende einer Vielzahl von Gerichten gereicht, und man kann daran erkennen, dass kein weiterer Gang mehr zu erwarten ist. Manchmal wird nach der Suppe noch eine Reisplatte gereicht. Hier sollte man aber nicht zugreifen, denn das würde signalisieren, dass man nicht satt geworden ist, und den Gastgeber in eine peinliche Situation bringen.
Unabhängig davon wird in allen Kulturen Asiens gerne warm gefrühstückt, und es ist ebenso üblich, Suppen in jeder Form – klare, gebundene, aber vor allem auch dicke Suppen aus Getreide – zum Frühstück zu essen. Das entspricht vollkommen den Grundsätzen der Traditionellen Chinesischen Medizin.

Was ist gesunde Ernährung?

Zusammenstellung von Nahrungsmitteln
Ein wesentlicher Aspekt gesunder Ernährung gemäß der TCM ist eine abwechslungsreiche, fantasievolle Zusammenstellung der Nahrungsmittel, die einem wichtigen Prinzip folgt: Die Nahrung sollte idealerweise zu 65% aus Getreide und Hülsenfrüchten, zu 20% aus gekochtem Gemüse, zu 5% aus Rohkost, zu 5% aus Fleisch oder Fisch und zu 5% aus Milchprodukten und Sonstigem bestehen.

Der hohe Prozentsatz an Getreide erschreckt vielleicht den einen oder die andere. Aber keine Angst: Es handelt sich nicht um eine dogmatische Regel. Wer sich daran orientieren möchte, sollte sich unbedingt langsam an den Genuss von Getreide gewöhnen. Die Zubereitung von Getreidesuppen als Frühstück ist ein wunderbarer Beginn.
Je nach Konstitution ist es günstig, die Anteile zu verändern: Bei Menschen mit sehr schwacher Verdauung zu Gunsten des gekochten Gemüses; sie sollten Rohkost vermeiden. Bei Menschen mit einer Schleimproblematik sollte der Anteil an Milchprodukten sowie Nüssen geringer sein, da sie schwer verdaulich sind.

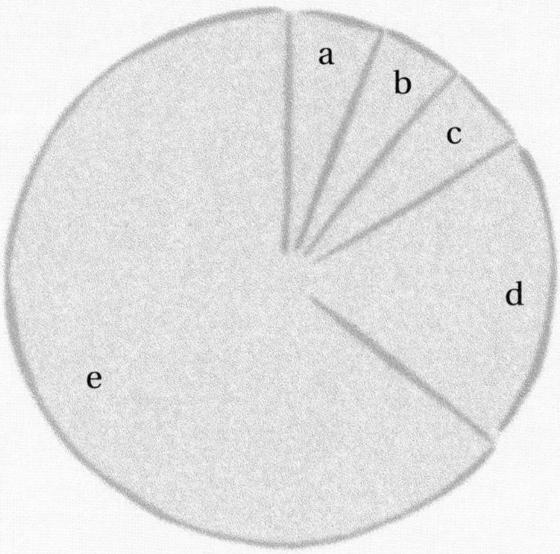

a = 5 % Fleisch oder Fisch
b = 5 % Milchprodukte und Sonstiges
c = 5 % Rohkost
d = 20 % gekochtes Gemüse
e = 65 % Getreide und Hülsenfrüchte

Zwei weitere, sehr wesentliche Faktoren einer gesunden Ernährung müssen beachtet werden: erstens die thermische Wirkung von Nahrungsmitteln unter Berücksichtigung der eigenen Konstitution, der Jahreszeit bzw. des Klimas (siehe »Die thermische Wirkung von Nahrungsmitteln«) und zweitens die innere Uhr des Menschen:

Vom richtigen Zeitpunkt

In der TCM gilt Großmutters Spruch: »Frühstücke wie ein Kaiser, speise mittags wie ein Bürger und abends wie ein Bettler.«

Diese alte Weisheit wird in der chinesischen Medizin mit der so genannten *Organuhr* erklärt: Jedes Organ hat eine Zeit von zwei Stunden am Tag, in welchen es energetisch besonders gut versorgt ist und dadurch seine Funktionen besonders gut erfüllt. Diese Beobachtung kommt in drei Bereichen zum Tragen: in der astrologischen Akupunktur – die Rhythmen werden in die Wahl des Behandlungszeitpunktes einbezogen –, in der Diagnostik von zyklisch auftauchenden Beschwerden und ganz besonders aber in der Ernährung.

Hier geht man davon aus, dass es auf Grund innerer Rhythmen wichtig ist, am Morgen eine nährende und sättigende, aber leicht verdauliche Mahlzeit zu sich zu nehmen, weil in den Morgen- und Vormittagsstunden die Verdauungsorgane Dickdarm, Magen und Milz die stärkste Energie haben. Da das Frühstück von den meisten Menschen zu Hause eingenommen wird, während die anderen Mahlzeiten häufig auch in Kantinen oder Restaurants gegessen werden, hat man hier die Möglichkeit, etwas Gesundes zu sich zu nehmen: einen warmen, gekochten Getreidebrei, süß oder salzig, erwärmend oder kühlend, gehaltvoll oder sehr fein, mit verschiedenen Zutaten. Je nach Belieben, Jahreszeit und Konstitution ergeben sich hier sehr viele Variationen von schmackhaften Gerichten, die Kraft für den Tag geben.

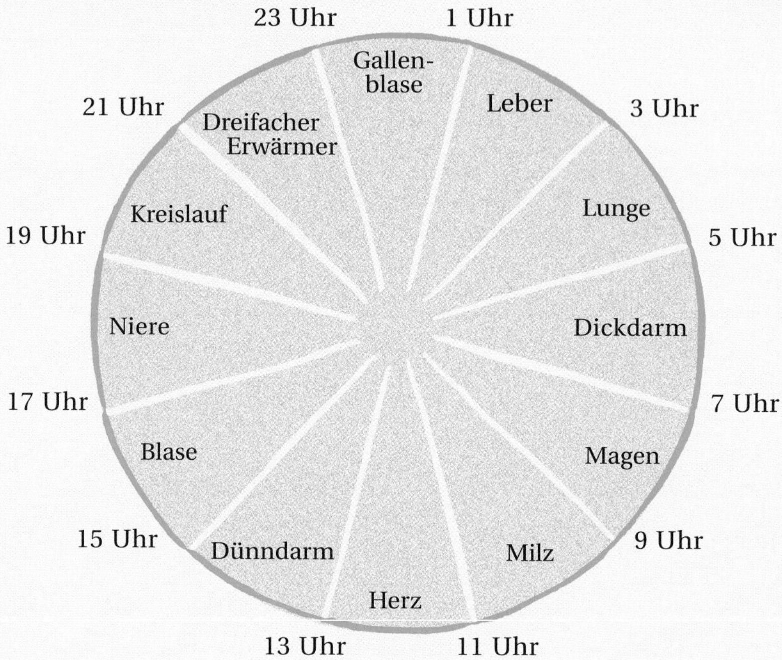

Die Organuhr

Was ist Qi?

Die chinesische Heilkunde versteht die Verdauung als ständigen Prozess der Extraktion von Qi aus der Nahrung. Qi wird als jene Substanz erklärt, aus der alles besteht. Alles ist Qi, aber in unterschiedlichen Manifestationen, mal materieller – dann wird es *Jing* genannt, jene Essenz, die in der Niere gespeichert wird und die Fruchtbarkeit, Abwehrkraft und das Gehirn nährt – oder mal in ganz feiner Form – dann wird es als *Shen* oder Bewusstsein bezeichnet. Für jeden Umwandlungsprozess und jede Bewegung braucht man Qi. Qi wandelt sich in Blut, und Blut ist der Träger von Qi. Qi wärmt den Körper, hält die Organe an ihrem

Platz und schützt in der Form des Abwehr-Qi den Körper vor dem Eindringen von pathogenen Faktoren. Qi wird je nachdem, in welchem Zusammenhang es steht, unterschiedlich benannt; gleichzeitig wird dasselbe Wort für unterschiedliche Funktionen benutzt. Unser ganzes Leben besteht sozusagen aus Qi, für alles braucht man Qi. Daher ist das Verständnis seiner Produktion außerordentlich wichtig.

Die Verdauung

Die Verdauung der Nahrung ist einer der Prozesse, durch den dem Körper Qi zur Verfügung gestellt wird. Es handelt sich um einen äußerst vielschichtigen Vorgang von Aufnahme, Umwandlung und Ausscheidung, und es sind viele Organe daran beteiligt.
Zunächst ist Essen etwas Sinnliches. Wir sehen, riechen, fühlen, hören und schmecken beim Essen. Je mehr wir unsere Sinne durch die richtige Zubereitung und Darreichung anregen, desto mehr Energie wird uns die Nahrung geben. Wie langweilig ist das Essen, wenn man wegen einer Erkältung nichts schmeckt, wenn das Essen beim Aufwärmen zu einem vermatschten Brei wurde oder die Speisen in unästhetischer Weise und unfreundlich serviert werden!

Der Verdauungsprozess beginnt, wenn uns beim Anblick und Geruch des Essens das Wasser im *Munde* zusammenläuft. Das im Speichel befindliche Enzym Ptyalin bewirkt die erste Zersetzung der Kohlehydratketten. Es benötigt ein leicht alkalisches Umfeld, um seine Aufgabe, die Stärke aufzulösen, erfüllen zu können. Man sollte deshalb keine sauren Nahrungsmittel zusammen mit Kohlehydraten zu sich nehmen, weil das den Verdauungsvorgang beeinträchtigt. Vergessen Sie also den morgendlichen Orangensaft.

Wenn die Nahrung in den Magen gelangt, geschieht etwas Wunderbares: Die *Milz* »katapultiert« die Essenz der Nahrung in einem Augenblick zu den Organen. Die Essenz der Nahrung ist deren Geschmack. Ähnlich wie der Duft einer Rose deren feinstofflicher Charakter ist, so ist der Geschmack die Essenz, die reinste Energie eines Nahrungsmittels. Diese sehr feine Energie wird gemäß der chinesischen Heilkunde durch die Transportfunktion der Milz zu den Organen geleitet, um sie zu nähren. Das Saure wandert zur Leber, das Bittere zum Herzen, das Scharfe zur Lunge, das Salzige zur Niere und das Süße bleibt bei der Milz. Deshalb sollten in einer ausgewogenen Speise alle fünf Geschmacksrichtungen vorhanden sein.

Diese Funktion der Milz bewirkt das augenblicklich entstehende wohlige Gefühl, welches durch den Genuss einer leichten, gekochten Speise entsteht. Der Magen wird warm. Man spürt, wie sich der ganze Körper wohlig entspannt und sich mit neuen Kräften füllt. Dieser Prozess ist ein besonders feinstofflicher Aspekt in der Verdauung, bei dem sehr reines Qi zu den Organen gelangt.
Die fünf Farben sind ebenfalls ein Ausdruck der Elemente. In Asien wird sehr viel Wert auf die farbliche Zusammenstellung der Speisen gelegt, denn auch damit können wir die Verdauung anregen. »Das Auge isst mit«, wie es so schön heißt. Auch der Duft der Nahrung bewirkt Aufnahme von Qi. Dieses über die Atmung absorbierte, »himmlische« Qi ist ebenfalls sehr fein.

Der grobstoffliche Teil der Verdauung setzt sich nach der ersten Verdauung in der Mundhöhle im *Magen* fort. Gemäß der westlichen Medizin werden im Magen vor allem Eiweiße verdaut. Magensäure löst die Proteinketten auf, aber hier kann nicht alles verdaut werden. Kohlehydrate und Fette werden, vor allem mit Hilfe von Leber und Bauchspeicheldrüse, welche die dafür notwendigen Stoffe ausschütten, im *Dünndarm* verdaut. Auch der Dünndarm produziert Enzyme zur Verdauung von Kohlehydraten, Fetten und Eiweißen, die zusammen mit den Enzymen der Bauchspeicheldrüse und der Leber die Nahrung aufspalten.

Von den Chinesen wird der Magen als »Meer des Getreides und der Flüssigkeiten« bezeichnet. Während er die Aufgabe hat, den Speisebrei zu empfangen, zu verdauen und weiterzutransportieren, liefert die Milz die Energie für die Verdauung, verteilt das aus der Nahrung gewonnene reinste Qi an die Organe und wandelt Qi in Blut um.
Der schon anverdaute Nahrungsbrei wird vom Magen in den Dünndarm befördert, wo weiterhin Qi aus ihm extrahiert wird. Ein Teil von diesem Qi, das vom Dünndarm aus der Nahrung herausgezogen wird, gelangt ebenfalls zur Milz, von wo aus es verteilt wird; ein anderer Teil geht zur *Niere*. Die Reste werden zur Ausscheidung in den *Dickdarm* und zur *Blase* gesendet, die beide noch verwertbare Anteile aus Stuhl und Urin filtern und nicht verwertbare Reste ausscheiden.

Qi entsteht also aus der Verdauung der Nahrung, wobei man natürlich für diesen Vorgang selbst auch Qi verbraucht. Deshalb sollte die Nahrung dergestalt sein, dass sie die Aufnahme von Qi nicht unnötig stört. So sollte sie nicht eiskalt in den Magen gelangen, nicht zu häufig roh sein, nicht immer denselben bzw. nur vorwiegend einen Geschmack haben, und sie sollte nicht energielos sein, wie das

bei Tiefkühlprodukten und mikrowellenerhitzten Nahrungsmitteln der Fall ist, sondern aus möglichst wertvollen Grundsubstanzen bestehen.
Bei einer gesunden Ernährung ist es also erst einmal wichtig, den normalen Verdauungsvorgang nicht zu schwächen, sondern dem Körper durch die Qualität und die Zubereitungsart der Nahrung eine möglichst optimale Aufnahme von Qi zu ermöglichen. Mit Hilfe der Erklärung zum so genannten Dreifachen Erwärmer wird klar, welche Energiequellen dem Körper insgesamt zur Verfügung stehen und wie diese miteinander vernetzt sind:

Der Dreifache Erwärmer und die Qi-Produktion

Das Konzept des Dreifachen Erwärmers ist sehr vielschichtig und soll an dieser Stelle helfen zu verdeutlichen, aus welchen Quellen dem Körper Energie zugeführt werden kann. Der Dreifache Erwärmer verbindet die Funktionen von Organen in drei Regionen des Körpers miteinander: in der oberen, der mittleren und der unteren Region. Im *Oberen Erwärmer* wird so genanntes himmlisches Qi

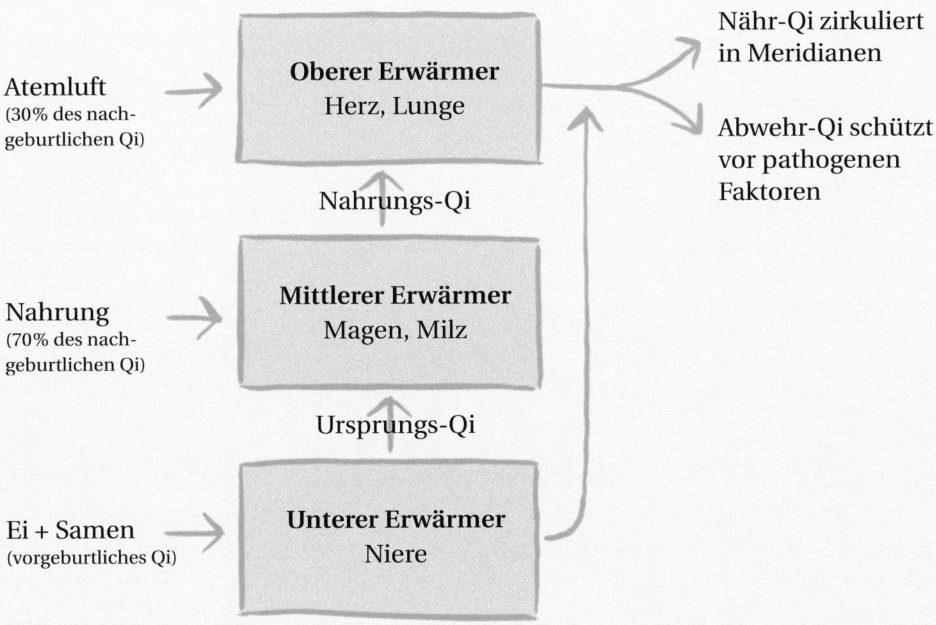

über die Atmung aufgenommen, im *Mittleren Erwärmer* das Nahrungs-Qi über die Verdauung, und im *Unteren Erwärmer* wird jenes Qi gespeichert, welches uns von den Eltern durch Ei und Samen zur Verfügung gestellt würde. In der chinesischen Heilkunde wird genau beschrieben, wie alle Sorten von Qi zusammenwirken und unterschiedliche Funktionen erfüllen. Im Normalfall nehmen wir als Erwachsene 30 % des Qi durch die Atmung und 70 % über die Verdauung auf. Diese Regel ist natürlich beweglich. Wenn ein Mensch täglich Atemübungen macht, z. B. Tai Qi oder Qi Gong, so erhöht sich der Prozentsatz des Atmungs-Qi. Trägt er jedoch immer zu enge Hosen, sitzt den ganzen Tag herum und ernährt sich obendrein schlecht, dann sinkt die Aufnahme von Qi weit unter das gesunde Maß, und es wird sich eine Qi-Leere entwickeln.
Das über die Lunge aufgenommene »himmlische« Qi mischt sich mit dem über Milz und Magen aufgenommenen Nahrungs-Qi des Mittleren Erwärmers. Ein Teil dieser Mischung, das so genannte Nähr-Qi, zirkuliert durch das Meridiansystem. Der andere Teil bewegt sich tagsüber als Abwehr-Qi an der Körperoberfläche und kehrt nachts in das Körperinnere zurück, um sich dort zu regenerieren. Darüber hinaus gelangt ein Teil des Nahrungs-Qi zum Herzen und wird dort in Blut umgewandelt. Blut ist im chinesischen Sinne nur eine substanziellere, flüssigere Form von Qi, welches die Gewebe des Körpers befeuchtet.

Eine Sonderstellung nimmt das Qi des *Unteren Erwärmers* ein, da es von einer Energiequelle kommt, die wir, nachdem wir geboren sind, nicht mehr beeinflussen können. Es wird aus dem Erbmaterial der Eltern, aus Ei und Samen gebildet und während der Schwangerschaft vom Blut der Mutter genährt. Deshalb bezeichnet man es als vorgeburtliches, manchmal auch als vorhimmlisches Qi. Eltern haben eine große Verantwortung für das entstehende Leben. Es ist bekannt, wie sich ungesunde Verhaltensweisen, wie Rauchen, Drogenkonsum inklusive Alkohol oder Stress, auf das Ungeborene auswirken, während eine gesunde Ernährung in der Schwangerschaft sehr positiv für die Entwicklung des Kindes ist. Dennoch liegt die Verantwortung nicht allein bei den Eltern, sondern auch beim Kind selbst: Das vorgeburtliche Qi hat einen zweiten Aspekt. Die Daoisten nennen es makrokosmisches Qi, die Buddhisten bezeichnen es als Tendenzen oder Eindrücke, die durch Taten in früheren Lebenszeiten im Bewusstsein gespeichert wurden und zu einer erneuten Geburt führen. Diese Tendenzen prägen das Wesen des Neugeborenen. Als Mensch liegt es in der Verantwortung des Einzelnen, das Leben durch eigenes Tun zu einem erfüllenden, Glück bringenden Dasein für sich selbst und andere zu verwenden.

Das vorgeburtliche Qi wird in der Niere gespeichert. Es unterstützt, wie in der Abbildung zum Dreifachen Erwärmer zu sehen ist, alle anderen Prozesse der Qi- und Blutproduktion. Deshalb verbraucht es sich in jedem Fall durch das Leben; beeinflussen können wir nur, wie schnell das geschieht.

Die Bildung des nachgeburtlichen Qi ist abhängig von Atmung und Nahrung. Ohne gute Nahrung wird kein Nahrungs-Qi im Mittleren Erwärmer gebildet und damit auch kein Nähr- und Abwehr-Qi im Oberen Erwärmer. Umgekehrt muss der Körper jedes Mal etwas vom vorgeburtlichen Qi anzapfen, wenn wir Qi-lose Nahrung zu uns nehmen oder hungern. Nur so kann er die Körperfunktionen aufrechterhalten. Die Menge an vorgeburtlichem Qi ist mit Geld auf einem Konto vergleichbar, von welchem man nur abbuchen kann, ohne die Möglichkeit zum Einzahlen zu haben. Da es, einmal verbraucht, nicht mehr ersetzt werden kann, sollte es sorgsam gepflegt und nicht durch schlechte Lebensgewohnheiten vergeudet werden. Am stärksten wird unsere Lebensenergie durch Drogen, Schlafmangel und ständige Überarbeitung erschöpft. Aber auch weit verbreitete Ernährungsgewohnheiten erschöpfen das vorgeburtliche Qi, wie z.B. ständig über den Hunger hinauszugehen oder große Mengen Qi-loser Nahrung zu sich zu nehmen. Die TCM betrachtet das Fasten sehr kritisch. Es sollte unbedingt mit Atemübungen und Meditation verbunden werden. Wenn man während des Fastens normal weiterarbeitet, wird man sein Leben verkürzen, weil das vorgeburtliche Qi schneller verbraucht wird.

Im Unterschied zum nachgeburtlichen Qi *kann das vorgeburtliche Qi nicht mehr aufgefüllt werden.*

Yin und Yang, Leere und Fülle

Sie haben das Yin-Yang- oder Tai-Qi-Zeichen sicher schon oft gesehen.

Es drückt die grundlegende Polarität aller Erscheinungen aus. Diese Gegensätzlichkeit der Dinge besteht jedoch nur relativ, sie ist nichts Statisches. Vielmehr entstehen die Phänomene in gegenseitiger Abhängigkeit voneinander. Dieser Aspekt wird im Symbol durch die geschwungene Mittellinie sehr schön gezeigt.

Yin und Yang sind abstrakte Begriffe, welche die ständige Wandlung der Phänomene zeigen. Sie sind die Endpole eines Kontinuums, auf dem man alle Manifestationen dieser Welt einstufen kann: Mal stärker beim Yin, mal stärker beim Yang. Einige Beispiele von Zuordnungen gegensätzlicher Begriffe sehen Sie in folgender Tabelle:

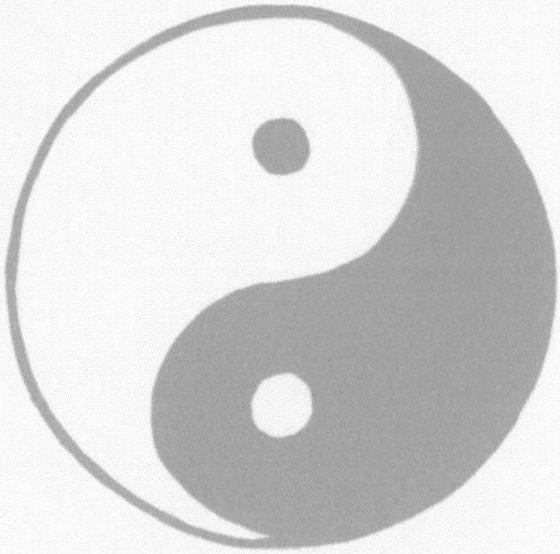

Yang	Yin
Helligkeit	Dunkelheit
männlich	weiblich
Trockenheit	Feuchtigkeit
Qi, Wärme, Bewusstsein *(Shen)*	Blut, Körpersäfte, Essenz *(Jing)*
aufsteigende Bewegung	absteigende Bewegung
Wärme	Kälte
Bewegung	Ruhe
Fülle	Leere
oben	unten
Sommer	Winter

Diese Liste kann man endlos fortsetzen. Versuchen Sie selbst, alles Wahrnehmbare diesen beiden Begriffen zuzuordnen: Klänge, Farben, Gefühle, Geschmacksrichtungen, Lebenssituationen ... Welche sind Yin, welche sind Yang? Es ist gar nicht so einfach, denn beide sind relative Begriffe. Der Frühling ist Yang im Vergleich zum Winter, aber Yin im Vergleich zum Sommer.

Harmonie

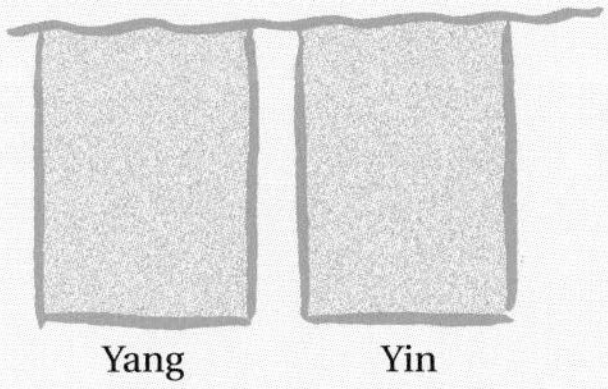

Der Mensch ist gesund, wenn Yin und Yang in Harmonie sind. Dann sind sowohl Blut und Körpersäfte, das Yin des Körpers, als auch Qi und Wärme, das Yang des Körpers, in ausreichendem Maß vorhanden. Eine *Leere*[1] des einen Pols zieht langfristig eine relative *Fülle* des anderen nach sich. Eine Fülle des einen Pols kann den anderen erschöpfen.

Daraus ergeben sich vier grundlegende Krankheitsmuster, denen eine klare Behandlungsstrategie folgt:

Yang-Leere

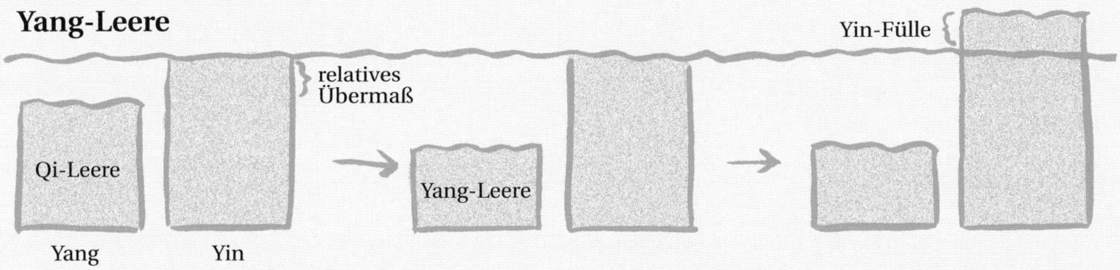

Ein Mangel des Yang kann unterschiedliche Schweregrade aufweisen: Qi-Leere und Yang-Leere.
Qi-Leere bedeutet eine Schwäche, welche sich, je nachdem welcher Funktionskreis (Organ) betroffen ist, unterschiedlich zeigt. Ein Mangel an Qi wird über kurz oder lang zu einer Blut-Leere führen (vgl. Yin-Leere), denn Qi ist die Basis von Blut.
Yang-Leere ist eine Verschlimmerung von einem Mangel an Qi, die eintritt, wenn man deren Anzeichen nicht beachtet und behandelt hat.
Aus der Yang-Leere kann unter anderem eine Yin-Fülle entstehen.
Behandlungsstrategie: Qi oder Yang stärken; eventuelle Fülle von Yin ausleiten.

1 Leere und Fülle sind hier unbedingt als relative Begriffe zu verstehen. Wären Yin oder Yang wirklich vollkommen leer, so könnte man nicht leben. Wenn also im Folgenden von Qi-, Yang- oder Yin-Leere die Rede ist, so kann diese Leere stark oder schwach sein, und es kann sich um einen kurzfristigen oder auch um einen tiefen und über lange Zeit aufgebauten Mangel an Substanzen bzw. Energie handeln. Der Begriff Mangel wird bedeutungsgleich mit Leere verwendet.

Yin-Leere

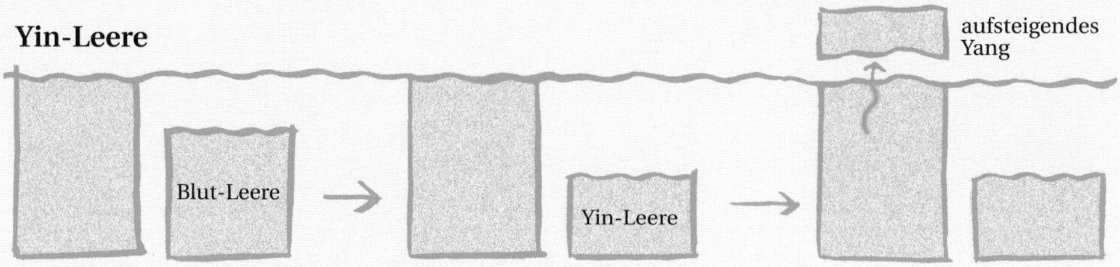

Auch die Erschöpfung des Yin hat verschiedene Tiefen. Oft entwickelt sich zuerst eine *Blut-Leere* und erst dann eine *Yin-Leere.* Dabei liegt die Yin-Leere auf einer tieferen und schwerer zu behandelnden Ebene.

Aus beiden Zuständen kann sich eine scheinbare Fülle des Yang entwickeln, welches in der TCM »aufsteigendes Yang« genannt wird. Hierbei ist das Yin zu schwach, um das Yang auszugleichen (vgl. »Wandlungsphase Holz: Funktionskreis Leber«).

Die aus einem Mangel an Blut entstehende scheinbare Fülle des Yang verursacht dabei nicht so heftige Symptome, wie aufsteigendes Yang auf Grund einer Yin-Leere.

Behandlungsstrategie: Blut und Yin nähren; eventuell aufsteigendes Yang absenken.

Yang-Fülle

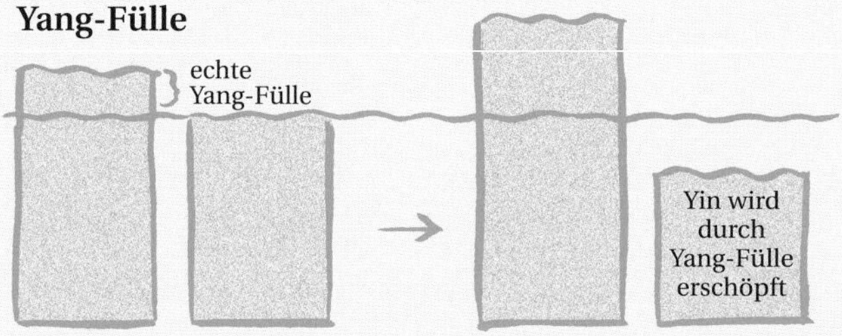

Zu viel Qi gibt es nicht; Qi kann nur auf Grund eines Leber-Ungleichgewichtes stagnieren *(Leber-Qi-Stagnation). Yang-Fülle* bedeutet ein Zuviel an Hitze, die gekühlt und abgesenkt werden muss.

Durch die Entwicklung übermäßiger Hitze besteht die Gefahr einer Schädigung der Säfte, d.h. einer Erschöpfung des Yin.

Behandlungsstrategie: Yang kühlen und absenken; Yin nähren.

Yin-Fülle

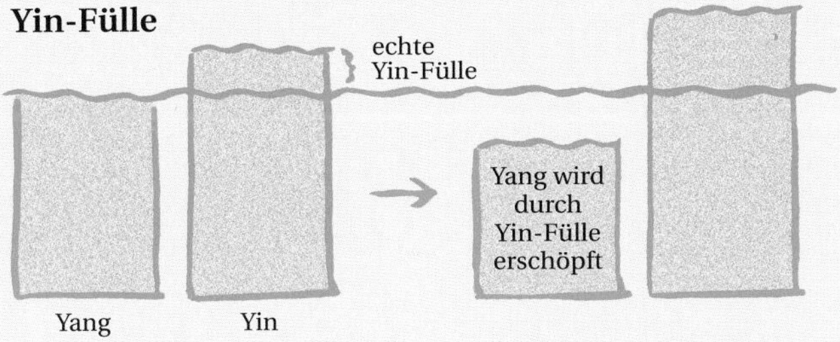

Eine *Fülle von Yin* bezeichnet die übermäßige Ansammlung von Flüssigkeiten. Diese können dünn und wässrig sein, wie bei einer chronischen Rhinitis, bei Ausfluss oder bei Zysten; sie können aber auch eindicken und zu einer chronischen Verschleimung des Körpers führen. Zeichen für inneren Schleim sind z.B. Husten mit zähen Absonderungen, Schweregefühle und Müdigkeit.
Eine Yin-Fülle kann langfristig das Qi erschöpfen, da der Körper bei dem Versuch, Feuchtigkeit und Schleim auszuscheiden, viel davon benötigt bzw. da die Fülle des Yin das Yang erschlägt.
Behandlungsstrategie: überschüssige Feuchtigkeit und Schleim ausleiten; Qi/Yang stärken.

Diese vier grundlegenden Krankheitsmuster sind natürlich eine starke Vereinfachung. Im Fall einer Erkrankung durchmischen und bedingen sie sich gegenseitig. Die Kunst besteht darin zu entscheiden, an welcher Stelle man die Behandlung beginnt.
Eine Behandlung mit chinesischer Heilkunde kann zwei unterschiedliche Ziele haben: Bei einem gesunden Menschen geht es darum, ein dynamisches Gleichgewicht zu erhalten. Hier sind Ernährung, Tai Qi und eine spirituelle Praxis die wichtigsten Methoden, um Körper und Geist zu stärken. Gesundheit erwächst aus einem angemessenen Wechsel von Aktivität (Yang) und Ruhe (Yin). In unserer Gesellschaft wird jedoch das Ausruhen, die Stille und die Kontemplation häufig vernachlässigt.
Im zweiten Fall, bei einer Krankheit, müssen Leere oder/und Fülle solange ausgeglichen werden, bis wieder Harmonie hergestellt ist. Dabei sollte der Therapeut den Patienten zuerst in Bezug auf dessen Ernährungs- und Lebensgewohnheiten untersuchen und beraten. Erst dann sollten Akupunktur und Kräutermedizin verwendet werden. Um ein Ungleichgewicht von Yin und Yang im Körper zu erkennen, stützt sich die Diagnostik der TCM auf das Betrachten,

vor allem der Zunge, das Fühlen, vor allem des Pulses, das Hören auf den Rat Suchenden, auf dessen Geschichte und auf die Kenntnis von den normalen Funktionen der Organe sowie von ihren möglichen Entgleisungen.

Im Folgenden möchte ich Ihnen einen Überblick über die möglichen Ungleichgewichte innerhalb einzelner Funktionskreise geben, damit Sie die später folgenden Ernährungsratschläge verstehen können.

Die fünf Wandlungsphasen und ihre Organe (Zang Fu)

Die *Lehre von den Wandlungsphasen* ist, ebenso wie das Yin-Yang-Modell, ein sehr altes, philosophisch-spirituelles Konzept innerhalb der chinesischen Medizin. In vielen deutschsprachigen Büchern wird in diesem Zusammenhang der Begriff »Element« verwendet. Meiner Meinung nach passt die Bezeichnung »Wandlungsphase« besser, denn die Kraft dieses Prinzips liegt nicht in der Abgrenzung, sondern im Zusammenspiel, in der Tatsache, dass die Phasen ein ständig pulsierendes, veränderliches Gleichgewicht bilden. Die Theorie der fünf Wandlungsphasen beschreibt alle zyklischen Prozesse im Universum. Dabei wird der menschliche Organismus als eine Widerspiegelung des Makrokosmos verstanden. Sowohl Geschmacksrichtungen, Farben, Klänge, Gerüche, Tageszeiten, Jahreszeiten, Lebensabschnitte, aber auch menschliche Gefühle und die Organe, schlicht alle Phänomene lassen sich den fünf Wandlungsphasen zuordnen.
Im Westen lieben wir Tabellen, in die wir alles hineinpressen, um einen Überblick zu gewinnen. Leider führen diese Tabellen oft zu einer nur vermeintlichen Klarheit und zu unglaublicher Starrheit. Patienten fragen mich z.B., ob eine Schwäche im Holzelement nun bedeute, dass man nur noch Saures essen sollte, weil der saure Geschmack dem Holz zugeordnet ist. Um Himmels willen – nein! So wäre die Lehre der Wandlungsphasen falsch ausgelegt. Ebenso wenig kann man sagen, dass man im Sommer nur Bitteres, im Herbst nur Scharfes etc. essen sollte. Modelle und Tabellen dienen nur der groben Orientierung. Vielmehr ist es wichtig, die Gesetzmäßigkeiten der Wandlungsphasen zu verstehen.
Die fünf Wandlungsphasen sind ein Erklärungsmodell für die Wirklichkeit, welches aus der Beobachtung der Natur entstand. Kehren wir kurz zu dem Ursprung der Wandlungsphasen zurück:

Die der chinesischen Medizin zu Grunde liegende Philosophie erklärt, dass die Vielfalt der Phänomene der spielerischen und raumgleichen Natur unseres Bewusstseins entspringt. Im Daoismus gibt es dafür ein Symbol, das Ho-Tu-Zeichen. Es zeigt, wie sich alles in unserer Welt aus dem Raum heraus als Yin oder Yang manifestiert.

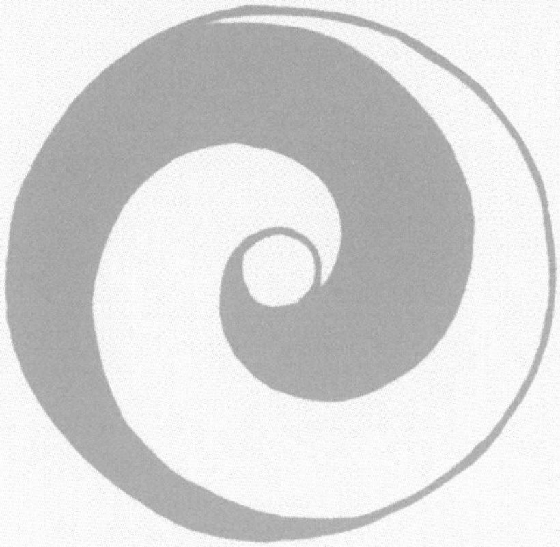

Da aber Yin und Yang keine sich gegenseitig ausschließenden Gegensätze, sondern nur relative, voneinander abhängige Wirklichkeiten sind, ergibt sich eine riesige Vielfalt von Erscheinungen, die zyklisch entstehen und vergehen. Dabei macht es für die Weisen – jene Menschen, die die eigentliche Wurzel für das Erscheinen der Phänomene erkannt haben – keinen Unterschied, ob etwas entsteht oder vergeht, ob es geboren wird oder stirbt, da sie die Anfangslosigkeit und Endlosigkeit der ungehinderten, spielerischen Manifestationen des Bewusstseins verstehen. Lebt man nach ihren spirituellen Prinzipien und versucht, ihre Sichtweise zu verstehen, wird die unaufhörliche Wandlung der Phänomene mehr und mehr als etwas Freudvolles erlebt. Schwimmt man aber gegen den Strom der universellen Gesetzmäßigkeiten und erkennt den Ursprung von Yin und Yang nicht, so wird das Leben langfristig wenig innere Freiheit hervorbringen.

In der so genannten Fünf-Elemente-Akupunktur steht dieser spirituelle Ansatz im Vordergrund, und es geht darum, Menschen auf ihrem spirituellen Weg zu unterstützen. In China wurde dieses Konzept durch den Kommunismus, der mit einer solchen Philosophie nicht vereinbar ist, weitgehend verdrängt. Es spielt deshalb in der modernen TCM nur eine untergeordnete Rolle.

Heute ist die Lehre von den *Speicher- und Hohlorganen* eine der wichtigsten Vorstellungen der TCM. Die Speicherorgane (chin.: *Zang*) haben dabei eine wichtigere Rolle als die Hohlorgane (chin.: *Fu*). Während die zuerst Genannten die wichtigen Essenzen des Körpers sowohl bilden als auch speichern, lassen die Fu den Nahrungsbrei passieren, trennen in Verwertbares und Unbrauchbares und scheiden aus.
Mit den Organen sind hier nicht die in der westlichen Medizin beschriebenen Organe gemeint, sondern jeweils ganze *Funktionskreise*. Das liegt daran, dass die Zang Fu nicht, wie in der westlichen Medizin, als anatomische Gebilde mit bestimmter Zellstruktur und mechanischen Funktionen gesehen werden, sondern vielmehr als Einheiten, die bestimmte Aufgaben erfüllen und ihnen zugeordnete Körperregionen beherrschen. Die TCM bewertet in der Diagnose, ob diese Funktionen normal erfüllt werden, ob ihr Zusammenspiel harmonisch ist oder im Ungleichgewicht (Disharmonie). Deshalb spricht man hier nicht von Organen im Sinne der westlichen Medizin.
Man kann Patienten sogar einen ganz schönen Schreck versetzen, wenn dieser Unterschied in Sprache und Sichtweise nicht bedacht wird. So sind zum Beispiel im Funktionskreis der Leber einbezogen: Augen, Sehnen und Bänder sowie die Regionen des Körpers, die vom Leber-Meridian versorgt werden, also die Innenseite der Beine, Rippen, die Brüste und die Kehle. Klagt nun ein Mensch über Kloßgefühle im Hals und Bindehautentzündung, so liegt in der TCM die Diagnose einer Leber-Qi-Stagnation mit Entwicklung innerer Hitze nahe. Würde man nun einfach sagen, dass die Leber nicht in Ordnung ist, so würde der Patient entgegnen, dass aber doch seine Leberwerte hervorragend sind.
Dennoch hat der TCM-Therapeut Recht mit seiner Aussage. Damit Sie verstehen können warum, möchte ich Ihnen einen groben Überblick über die Physiologie der Funktionskreise gemäß der Zang-Fu-Lehre der TCM geben. Da diese Sicht nichts mit der westlichen Erklärung der Organe zu tun hat, ist es eigentlich verwirrend, die Funktionskreise mit denselben Namen zu bezeichnen. Daher werden in vielen Büchern die chinesischen Begriffe verwendet. Wegen der leichteren Verständlichkeit habe ich dennoch die deutschen Übersetzungen, also die Namen der Organe, gewählt.
Im Folgenden werden jeweils zuerst die einzelnen Wandlungsphasen und dann die Funktionen der zugehörigen Organe beschrieben. Bei Beschreibungen zu Ungleichgewichten habe ich mich im Wesentlichen auf die wichtigeren Speicherorgane beschränkt.

土

Erde: Milz und Magen

Zur Wandlungsphase Erde gehören die Organe der »Mitte« – also Milz/Bauchspeicheldrüse und Magen –, der Spätsommer, die Zeit der Ernte von reifen, süßen Früchten. Dieses Element hat unter den Wandlungsphasen eine besondere Stellung in Bezug auf die Berechnung bzw. das Leben im Rhythmus der Jahreszeiten. Es gibt über die Organuhr hinaus »Zeiten der Mitte« – auch *Dojo-Zeiten* genannt –, die jeweils zwischen den anderen vier Jahreszeiten liegen und ca. 18 Tage andauern. Daraus ergibt sich folgendes Schema:

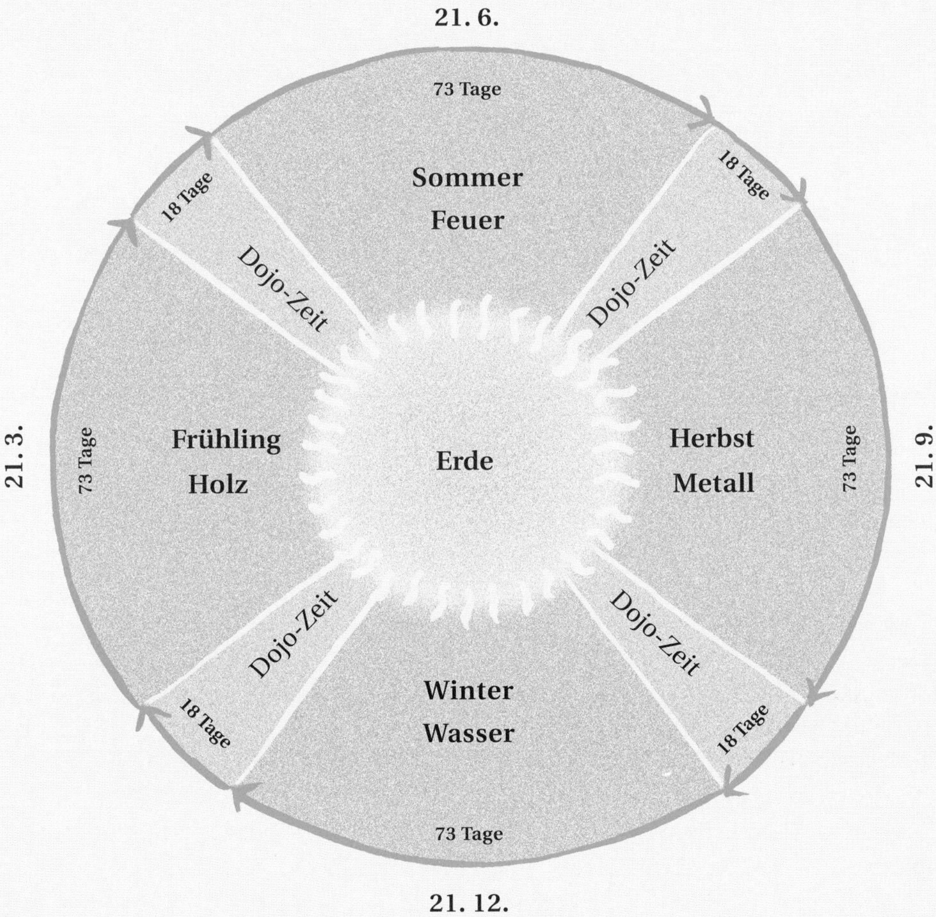

Die Dojo-Zeiten werden folgendermaßen berechnet: Man geht jeweils vom Höhepunkt der Jahreszeiten aus, also ungefähr dem 21. März, Juni, September und Dezember (bei uns ungenauerweise als Beginn der jeweiligen Jahreszeit definiert). Die exakten Daten der Tag- und Nachtgleichen bzw. der Winter- und Sommersonnenwenden schwanken von Jahr zu Jahr etwas, wie Sie Ihrem Kalender entnehmen können. Von diesen Tagen rechnet man 36 Tage vor und 36 Tage zurück, das ergibt zusammen mit dem Ausgangstag 73 Tage für eine Jahreszeit im chinesischen Sinne. Die dazwischen liegenden Zeiten sind die Dojo-Zeiten, welche im Schnitt 18 Tage andauern.

Wenn Sie die Jahreszeiten beobachten, werden Sie bemerken, wie hilfreich das Wissen von den Dojo-Zeiten ist. Es hilft den krankmachenden Einflüssen der einzelnen Jahreszeiten vorzubeugen: dem Wind des Frühlings, der Hitze des Sommers, der Trockenheit des Herbstes und der Kälte des Winters.

Vom Sommer Abschied zu nehmen ist in unseren Breitengraden vielleicht am schwersten. Nach dem chinesischen Kalender ist die Dojo-Zeit zwischen Sommer und Herbst etwa vom 28. Juli bis zum 14. August. Danach beginnt der Herbst. Das erscheint Ihnen vielleicht früh, aber man kann den Anfang des Herbstes an einem Hauch von Eintrocknung des Grüns bei den Laubbäumen erkennen.

Ähnliche Prozesse finden in unserem Körper statt. In den Dojo-Zeiten ist der Körper wegen des klimatischen Wechsels von einer Jahreszeit zur nächsten ganz besonders Instabilitäten ausgesetzt, und es ist ratsam, den Organismus mit Nahrungsmitteln, die die Organe der Erde stärken, auf die kommende Jahreszeit vorzubereiten. Es ist günstig, in dieser Zeit einige Tage lang nur Getreide zu essen, eventuell abgerundet durch ein wenig Gemüse mit süßem Geschmack.

Menschen mit einer starken Erdqualität besitzen Bodenständigkeit, Konzentrationsfähigkeit und Bewusstheit, sie können klar denken, und man kann sich auf sie verlassen; Menschen mit einer schwachen Mitte neigen zum Grübeln, zu kreisenden Gedanken, Schleimkrankheiten und körperlicher oder geistiger Schwere.

Der Funktionskreis Milz

In der TCM spielt der Funktionskreis Milz eine sehr zentrale Rolle. Mit dem Magen zusammen bildet er die Mitte des Menschen und verursacht hier eine kreisförmige Dynamik. Unter den Speicherorganen bezeichnet man die Milz als das Organ mit dem größten Yang-Potenzial und den Magen – eigentlich ein Yang-Organ – als jenes mit dem größten Yin-Potenzial. In diesem Sinne erzeugt die Milz eine aufsteigende Bewegung im Körper und bringt das Nahrungs-Qi zum Oberen Erwärmer, während der Magen eine absteigende Bewegung hat; er befördert den Speisebrei nach unten zu den Därmen. Beide Organe bilden also in der *Mitte des Körpers* eine Art Energierad, welches dem Menschen eine innere Stabilität verleiht, vorausgesetzt, die Mitte ist stark. Die Milz stellt die Kraft, das Qi für *Umwandlung und Transport der Nahrung*, zur Verfügung. Sie ist das wichtigste Verdauungsorgan.

Weitere Funktionen der Milz sind ihre Aufgaben, *die Organe an der richtigen Stelle* und *das Blut in den Gefäßen zu halten*, weshalb Frauen mit einer schwachen Milz zu Organsenkungen und Tröpfelblutungen neigen oder leicht blaue Flecken bekommen. Die Milz gibt dem Fleisch *Form* und Straffheit. Auch die Fähigkeit, die *fünf Geschmacksrichtungen zu unterscheiden* und bewusst wahrzunehmen, unterliegt der Milz. Durch einen Qi-Mangel der Milz kommt es langfristig zu vielen Disharmonien auf körperlicher und geistiger Ebene. Deshalb sollte man Faktoren meiden, die sie in ihrer Funktion beeinträchtigen:

Langes Sitzen und konzentriertes Denken erschöpft die Milz und sollte durch Bewegung ausgeglichen werden; vor allem in feuchten Gegenden, weil äußere Feuchtigkeit die Tüchtigkeit der Milz einschränkt. Aus einer feuchten Wohnung zieht man daher am besten aus.

Bei der Ernährung sollte man darauf achten, dass die Nahrung nicht zu schwer ist. Das »*Nei Jing*« – eines der ältesten schriftlichen Werke der chinesischen Medizin, das auch bekannt ist als »Der Klassiker des Gelben Kaisers zur Inneren Medizin« – vermittelt einen der wichtigsten Lehrsätze der chinesischen Medizin über die Verdauung: *Die Milz liebt es warm und trocken, der Magen liebt es kühl und feucht.*

Um die Mitte über Ernährung zu stärken, ist also jedes Extrem zu vermeiden. Genauso, wie Ton weder formbar ist, wenn er zu nass ist, noch gedreht werden kann, wenn er zu trocken ist, so leidet das Qi der Milz, wenn die Nahrung zu feucht und schleimig ist, und der Magen, wenn die Nahrung zu trocken und warm ist.

Symptome bei Milz-Qi-Mangel
- morgendliche Müdigkeit
- Müdigkeit nach dem Essen
- breiiger Stuhl mit unverdauten Nahrungsresten
- leicht blaue Flecken

Symptome bei Milz-Yang-Mangel
- wässrige Durchfälle
- Frieren, kalte Extremitäten
- teigiges Gewebe

Eine echte Yang-Leere ist in Westeuropa relativ selten, da heute meistens körperlich nicht mehr so schwer gearbeitet werden muss und wir kaum noch harte äußere Lebensbedingungen haben.

Der Funktionskreis Magen

Der Magen ist sehr eng mit den Funktionen der Milz verbunden. Er ist die Quelle der Körpersäfte. Die Aufnahme von zu wenig Flüssigkeit, von zu heißen und scharf gewürzten Speisen schädigt den Magen.

Symptome bei Magen-Yin-Mangel
- Sodbrennen und Schmerzen
- ständiger Hunger
- trockener Mund
- Zahnfleischbluten

Metall: Lunge und Dickdarm

Zur Wandlungsphase Metall gehören die Organe Lunge und Dickdarm, der Herbst, die Wechseljahre, der Genuss von geschaffenen Werten, aber auch das Loslassen und die Trauer. Wurde nichts gepflanzt und geerntet, kann man im Herbst keine Vorräte anlegen. Der Herbst ist der Abschied von Fülle und Pracht, die Energien des Körpers beginnen sich nach innen zurückzuziehen. Bei Frauen trocknet in dieser Lebensphase die Menstruation ein, und sie haben jetzt die besondere Chance, jenes Qi, welches nun nicht mehr für die Blutproduktion benötigt wird, im Herzen zu bewahren und Weisheit zu erlangen. Der Körper der Frau ist gemäß den buddhistischen Diamantweg-Lehren eine bessere Grundlage für das Entwickeln von Weisheit als ein männlicher Körper, da ihr Energiesystem mehr Raum ausdrückt. Das männliche Prinzip wird dagegen als etwas Aktives, nach außen Gehendes beschrieben. Ergänzen sich die beiden, können sie viel voneinander profitieren: Der Mann wird intuitiver und einfühlsamer, die Frau freudvoller und aktiver.

Der Funktionskreis Lunge

Der Funktionskreis Lunge ist *Herrscher über das Qi*. Er verbindet himmlisches Atem-Qi mit dem Nahrungs-Qi und zirkuliert das Qi im Innen und im Außen. Die Lunge verbindet über die Atmung das Außen mit dem Innen und ist die erste Körperschicht, die von äußeren krankmachenden Faktoren betroffen ist. Am empfindlichsten ist die Lunge in Bezug auf Trockenheit; aber bei schwachem *Abwehr-Qi* können auch andere Belastungen, wie Feuchtigkeit, Kälte oder Hitze, mit dem Wind in den Körper eindringen. In der chinesischen Kräutertherapie kennt man zahlreiche Rezepturen, um virale Infekte und Erkäl-

tungskrankheiten zu behandeln. Die Kunst der Auswahl besteht dabei in der Differenzierung der pathogenen Faktoren im Zusammenhang mit der persönlichen Konstitution.
Die Lunge kontrolliert das *Öffnen und Schließen der Poren*, also das Schwitzen, sie *befeuchtet die Haut* und ist verantwortlich für den *Geruchssinn*. Sie hat eine abwärts gerichtete Bewegung und verbindet sich darüber mit dem Funktionskreis der Niere. Diese fängt das von der Lunge herabgesandte Qi auf und speichert es, um es dann – in Form von Nieren-Qi – bei den vielfältigen Vorgängen der Qi- und Blutproduktion den entsprechenden Organen wieder zur Verfügung zu stellen.

Symptome bei Lungen-Qi-Mangel
- schwache Stimme, Hüsteln
- Kurzatmigkeit bei Belastung
- spontane Schweißausbrüche
- Infektanfälligkeit

Symptome bei Lungen-Yin-Mangel
- trockener Husten
- trockene Haut und Schleimhäute
- rote, trockene Wangen

Der Funktionskreis Dickdarm

Die Funktionen des Dickdarms sind eng mit der Lunge verbunden, weshalb es bei schwachem Lungen-Qi zu Verstopfung kommen kann.
Die meisten Dickdarmprobleme haben ihre Ursache in der Störung anderer Funktionskreise.

水

Wasser: Niere und Blase

Die Wandlungsphase Wasser mit den zugeordneten Organen Niere und Blase steht für Winter, Kälte, Rückzug und den Tod. Die Feste der Wintersonnenwende, Weihnachten, das westliche Neujahr und die Raunächte, an denen man nicht arbeitet und alles Alte symbolisch verbrennt, liegen in dieser Zeit. Denn gemäß der Lehre von den Wandlungsphasen liegt im Absterben gleichzeitig die Erneuerung, der Neubeginn. Am tiefsten Punkt des Winters beginnt das Yin sich wieder in Yang zu wandeln, auf den Schlaf folgt das Erwachen. Es gibt nichts Statisches in der Erscheinungswelt. Dynastien entstehen und zerfallen, Jahrhunderte beginnen und enden. Unser Bewusstsein, welches sich im Leben mit einem Körper verbindet, speichert die Informationen dieses Lebens in sich und trägt die Eindrücke mit sich in ein neues Leben, ähnlich wie ein Samenkorn die gesamten Informationen der Pflanze in sich trägt und nach dem Winter in neuer Form zum Leben erwacht. Diese Qualität, das Essenzielle zu speichern, hat auch die Niere, das Yin-Organ des Wasserelementes. Wenn einem »etwas an die Nieren geht«, fühlt man sich auf einer ganz tiefen Ebene geschwächt; oder »man macht sich vor Angst in die Hose«. Solche Redewendungen deuten auf die psychische Ebene der Wandlungsphase Wasser, hier auf Stärke und Willenskraft oder in der Schwäche auf Angst. Wenn Menschen einen Schock erleiden, ist ihr Puls an der Stelle, die die Niere spiegelt, für kurze Zeit nicht mehr zu fühlen.

Der Funktionskreis Niere

Jeder Mensch hat zwei Nieren. In der chinesischen Heilkunde spricht man von der Wasser- und der Feuer-Niere, welche aber funktionell eine Einheit bilden. Diese Funktionseinheit Niere ist die *Wurzel von allem Yin und Yang* im Körper. Sie speichert das vorgeburtliche Qi, welches aus der genetischen Informationen von Ei (Yin) und Samen (Yang) der Eltern entsteht. Das vorgeburtliche Qi hat einen Yin-Aspekt, die so genannte Nieren-Essenz *(Jing)*, und einen Yang-Aspekt, das so genannte Ursprungs-Qi *(Yuan-Qi)*. Beide Formen von Qi sind wesentlich für die Fortpflanzung, das Lustempfinden, für die Versorgung von Knochen, Gehirn und Mark, die Abwehrkraft und die nachgeburtliche Bildung von Qi und Blut. Gemeinsam mit den Organen des Oberen Erwärmers bildet die Niere eine zentrale Energieachse im Körper, die in vielen lebenswichtigen Prozessen, wie Atmung und Kreislauf, eine Rolle spielt.

Sowohl das Yin als auch das Yang der Niere können geschwächt werden.

Stellen Sie sich hierfür einen Wasserkessel auf dem Feuer vor. Ist das Yang im Minus, brennt das Feuer nicht richtig. Infolgedessen wird das Wasser im Kessel nicht erwärmt. Der Mensch leidet an innerer Kälte. Da das Feuer zur Umwandlung der Körperflüssigkeiten fehlt, kommt es zu Wasseransammlungen, Zysten oder Gewichtszunahme.

Ist hingegen zu wenig Wasser im Topf, fängt dieser schon bei milder Flamme an zu glühen. Bei Yin-Mangel fehlt dem Körper die Kühlung, und es kommt zu Hitzewallungen und Nachtschweiß, also zum Verlust von Körpersäften, der sich auch zu einem Substanzverlust, wie Haarausfall, Gewichtsverlust und Zahnfleischschwund, entwickeln kann.

Das Nieren-Qi entsteht aus dem harmonischen Zusammenspiel von Yin und Yang im Funktionskreis Niere und kann mit dem Wasserdampf verglichen werden, der aus dem Kessel emporsteigt.

Symptome bei Nieren-Yin-Mangel

- Nachtschweiß
- sehr warme Hände und Füße
- Schlafstörungen
- frühzeitiger Samenerguss
- trockener Mund nachts

Symptome bei Nieren-Yang-Mangel

- große Müdigkeit und Erschöpfung
- Impotenz
- innere Kälte, kalte Knie
- schwacher Rücken
- häufiges Wasserlassen von klarem Urin

Der Funktionskreis Niere umfasst die Versorgung von festen Strukturen in unserem Körper, also von *Haaren, Zähnen und Knochen,* und kontrolliert *Wachstum, sexuelle Reife und Fruchtbarkeit.*

Nach einer Geburt haben Frauen häufig Haarausfall. Das ist nicht verwunderlich, da der Körper des Kindes aus dem Qi und Blut der Mutter gebildet wird. Das und die Anstrengungen der Geburt erschöpfen die Grundsubstanzen der Frau. Deshalb sollte die Familie der Mutter im Wochenbett gute Pflege angedeihen lassen, ihr Ruhe gönnen und mehrmals täglich Kraftbrühen reichen (siehe Teil 2 »Wirkung von Kraftbrühen mit Fleisch«).

Der Funktionskreis Niere *reguliert den Wasserhaushalt*: bei Yang-Mangel kommt es zu häufigem Wasserlassen von klarem Urin, oder das Wasser kann nicht gehalten werden; bei Yin-Mangel wird der Urin sehr konzentriert, und es besteht eine Neigung zu Entzündungen der Blase und der Geschlechtsteile.

Der Funktionskreis Blase

Die Blase extrahiert den letzten Teil von verwertbarem Qi aus den auszuscheidenden Flüssigkeiten und befördert den Rest nach außen.

Interessant ist, dass sehr viele der chronisch wiederkehrenden Blasenentzündungen auf einer Hitze im Herzen beruhen, welche der Körper über den Meridianverlauf vom Herzen über den Dünndarm zur Blase leitet (siehe Organuhr). So wird versucht, ein inneres Ungleichgewicht zu beheben. In diesem Fall sollte man die Hitze im Herzen, meist durch Emotionen entstanden, kühlen.

木

Holz: Leber und Gallenblase

Holz steht für Geburt, Neubeginn, Kindheit, das sprießende, junge Grün des Frühlings, Kreativität, die Fähigkeit, Visionen im Leben zu haben, aber auch für Flexibilität. Die dem Holz zugeordneten Organe, Leber und Gallenblase, schenken uns die Fähigkeit zum Planen und Organisieren sowie ein klares Entscheidungsvermögen. Werden Kinder in ihren ersten Jahren zu sehr durch Liebesentzug oder übersteigerten Leistungsdruck beengt, können sich die Qualitäten dieser Phase nicht frei entfalten. Die Wandlungsphasen folgen aufeinander und nähren sich: Ist bereits eine Störung im Wasser vorhanden, kann das Kind eine konstitutionelle Schwäche

mit auf die Welt bringen oder es ist ein grundsätzlich ängstlicher Mensch. Sind umgekehrt die Qualitäten von sowohl Wasser als auch Holz stark, d.h. das Potenzial dieser Wandlungsphasen wurde voll entfaltet, so kann man gereift in die Phase des Feuers, die Zeit der Jugend, der Taten und Umsetzung von Visionen übergehen.
In der Wandlungsphase Holz ist Entfaltungsfreiheit sehr wichtig. Wachstum, Kreativität und das Entwickeln von Visionen brauchen Raum. Wird dieser nicht gewährt, entstehen Ärger, Wut und Ungeduld, oder das Qi der Person zieht sich in das Innere des Körpers zurück und stagniert dort. Diese Stagnation macht unflexibel und starr, man kann nicht loslassen, hat Probleme mit Veränderungen wie Reisen und Umzügen oder mit Wind bzw. Zugluft, den klimatischen Faktoren, die dem Holz zugeordnet sind.

Der Funktionskreis Leber

Die Hauptfunktion des Funktionskreises Leber besteht darin, für einen harmonischen und glatten Energiefluss zu sorgen. Während Niere und Milz an der Produktion der Substanzen beteiligt sind, Herz und Lunge das Verteilen derselben übernehmen, ist die Leber für die Harmonie zuständig. *Freier Qi-Fluss* heißt, dass je nach Bedarf zur richtigen Zeit und am richtigen Ort eine ausreichende Menge an Qi und Blut ungehindert fließt. Ist diese wichtige Funktion der Leber gestört, kommt es u.a. zu Verdauungsproblemen, Menstruationsbeschwerden oder Verspannungen mit kalten Händen und Füßen. Die Stagnation hält das Qi im Inneren des Körper fest, so dass es nicht nach außen fließen kann. Dennoch hat das Ganze nichts mit Kälte zu tun, im Gegenteil. In der chinesischen Kräutermedizin gibt es ein Rezept mit dem Namen »das Pulver der vier eiskalten Extremitäten«. Enthalten sind aber nur Kräuter mit erfrischender Thermik, die Qi-lösend wirken, da eine Stagnation eine innere Hitze mit sich bringt. Nähme man in diesem Fall ständig erwärmende Hühnersuppen zu sich, würde sich das Problem der Qi-Stagnation garantiert verschlimmern.
Stagnierendes Qi blockiert den Energiefluss, was zu Schmerzen an jenen Stellen des Körpers führen kann, die mit diesem Funktionskreis zu tun haben: Waden, Genitalien, Flanken, Rippenbögen, Kehle und Augen.
In unserer Gesellschaft ist die Blockade des Leber-Qi ein häufiges Problem. Die Leber hasst Druck. Genau den verursachen wir uns aber oft. Wenn das Qi der Leber gestaut ist, ist man ein unglücklicher Mensch mit einem schwachen Selbstbewusstsein; aber auch Zorn, Ungeduld und Gewaltbereitschaft sind vorhanden. Leber-Qi-Stagnation ist nicht ohne Veränderungen von Lebensgewohnheiten zu

behandeln. Bei dieser Diagnose ist es außerordentlich wichtig, dem Inneren Ausdruck zu geben, sei es durch das Führen eines Tagebuches, durch Tanzen, Malen, Singen oder entspannende Sportarten.
Die Leber ist ein stark durchblutetes Organ. In Ruhe, also im Liegen und während des Schlafens, fließt das Blut zur Leber und wird dort gespeichert. Von dieser *Speicherfunktion* hängt unter anderem ab, wie tief und entspannt unser Schlaf ist. Ist nicht genug Blut vorhanden, um die Leber zu nähren, kommt es zu »aufsteigendem Leber-Yang«, einer Funktionsstörung der Leber, bei welcher das Yin nicht in ausreichendem Maß vorhanden ist und dadurch das Yang nicht kontrolliert werden kann.
Während des Tages, in Aktivität, *nährt* das Leber-Blut die *Muskulatur, befeuchtet Sehnen, Bänder, Nägel* und vor allen Dingen auch die *Augen*. Viele Augenbeschwerden, wie trockene Augen, verschwommenes Sehen, rote und juckende Augen, haben mit einer gestörten Leberfunktion zu tun.

Symptome der Leber-Qi-Stagnation

- Spannungsgefühl oder Schmerzen in den Rippen, unter den Rippenbögen oder in den Brüsten
- Kloßgefühl im Hals
- kalte Hände und Füße
- Menstruationsbeschwerden
- Verdauungsprobleme
- Stimmungsschwankungen

Symptome des aufsteigenden Leber-Yang

- Schwindel und Ohrgeräusche
- Migräne
- Ungeduld und Zorn
- Schlafstörungen

Symptome bei Leber-Blut-Mangel

- verschwommenes Sehen, trockene Augen
- brüchige Fingernägel
- spärliche Menstruation
- Muskelkrämpfe
- Sehnenprobleme

Der Funktionskreis Gallenblase

Die Gallenblase ist sehr eng mit der Leber verbunden. Ihr Funktionskreis versorgt beide seitlichen Körperregionen. Schmerzen dort, vor allem auch einseitige Schmerzen, werden oft Gallenblasenstörungen zugeordnet.

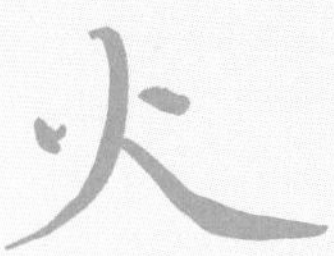

Feuer: Herz und Dünndarm

Der Wandlungsphase Feuer mit ihren Funktionskreisen Herz und Dünndarm entspricht der Sommer, die Hitze und der junge Erwachsene. Weitere Qualitäten des Feuers stehen im Zusam-

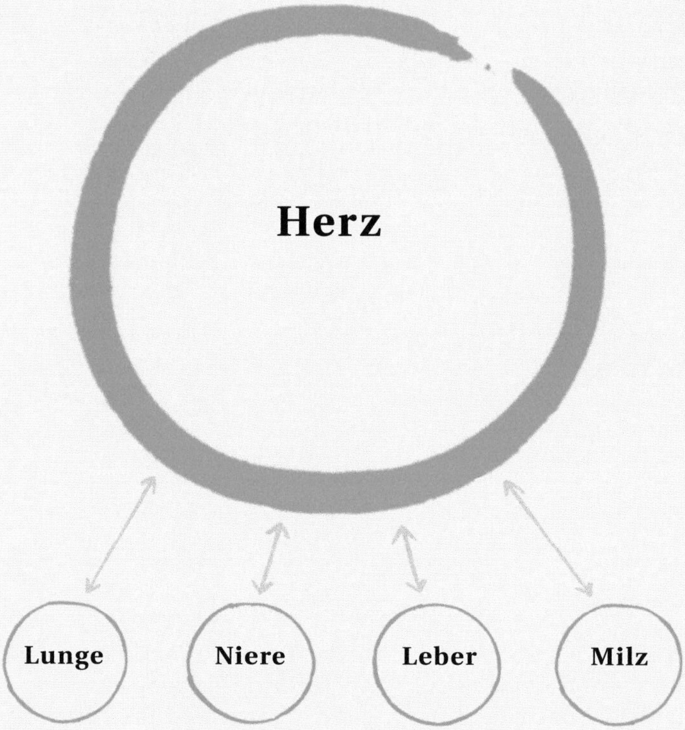

menhang mit Kommunikation, Ausdrucksfähigkeit und der Fähigkeit, sich selbst, eigene Projekte oder Gelerntes mit einem gesunden Selbstbewusstsein darstellen zu können. Auch die Offenheit, Kontakte zu knüpfen und sich verlieben zu können, Begeisterungs- und Lernfähigkeit, Qualitäten wie Einsicht und Inspiration gehören dazu. Diese Wandlungsphase ist der Spiritualität zugeordnet. Es gibt Akupunkturschulen, die den Herz-Meridian niemals nadeln, um das Herz, das spirituellste Organ des Körpers, nicht versehentlich zu schwächen.

Sowohl im Daoismus wie auch im Buddhismus wird das menschliche Leben als sehr, sehr kostbar angesehen, weil es die Möglichkeit zur Erkenntnis bietet.

Das oben abgebildete Modell hebt die Bedeutung des Feuers hervor. Hier wird das Herz als »Kaiser-Organ« gesehen, während die anderen Organe seine »Minister« sind. Ein weiser Herrscher kann sich nicht mit den alltäglichen Dingen des Lebens beschäftigen, dafür hat er seine Minister. Seine Aufgabe ist es, durch tiefe Meditation die Antworten darauf zu finden, wie er sein Volk führen kann, damit es in Glück, Zufriedenheit, Fülle und Liebe leben kann. Das Schriftzeichen für das Herz zeigt einen längeren Strich, welcher die Hülle des Herzens, den Herzbeutel, darstellt. Darum herum sind Punkte gezeichnet, welche die vom Herzen wegführenden Blutgefäße symbolisieren:

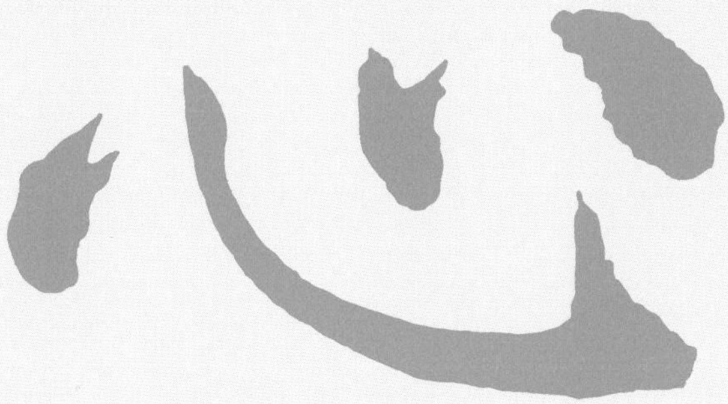

Dies soll ausdrücken, dass die Macht des Herzens so groß ist, dass sie nicht ausgedrückt werden kann. Das Herz erfüllt seine Funktion durch seine Leerheit, seine Offenheit, das Nicht-Handeln. Es ist der Sitz von Liebe, Bewusstsein und Weisheit. Als Menschen haben wir die Aufgabe, diese Qualitäten in uns zu schulen. Darin unterscheiden wir uns von instinkthaft lebenden, nur den Trieben folgenden Wesen.
Die Nutzbarmachung des Feuers als Ausdruck von Intelligenz und Wissbegier war ein großer Sprung in der Menschheitsgeschichte. Von diesem Zeitpunkt an war es möglich, Bronze zu gießen und damit Geräte für Ackerbau, Jagd und Küche herzustellen. Die Menschen wurden sesshaft, da sie nicht allein von rohem Fleisch und Beeren leben mussten. Sie kultivierten Getreide, welches nun in gebrannten, irdenen und metallenen Gefäßen gekocht werden konnte.
Der Kochprozess macht die Speisen nicht nur leichter verdaulich, sondern auch geschmacklich vielfältiger. Durch die Berührung mit dem Feuer bekommt das Essen je nach Kochmethode einen anderen Geschmack, mehr oder weniger Yang-Energie. Die mildeste Kochmethode ist das *Dünsten*. Diese Kochart unterstützt vor allem die Bildung von Körpersäften. Das *Braten* bringt viel mehr Hitze und Yang in die Speisen, während das *lange Kochen* von Nahrungsmitteln für eine Kraftbrühe einen sehr harmonischen Aufbau von sowohl Qi als auch Säften bewirkt. Dies ist die bekömmlichste Weise, Fleisch zuzubereiten.

Der Funktionskreis Herz

Das Herz ist ein wunderbares Organ. Seine wesentliche Qualität ist sein Leer-Sein. Der Herzmuskel, die Hülle des Herzens, wird in der TCM als ein separates Organ angesehen, welches als Herzbeutel, Perikard oder Kreislauf bezeichnet wird. Das Herz selbst aber ist die offene Weite im Inneren des Herzmuskels. Bildlich gesprochen ist dieser leere Raum eine Art *Zuhause für den Geist, das Bewusstsein* (chin.: *Shen*). Findet der Mensch sein Zuhause im Inneren, hat er ein inneres Gleichgewicht. Diese Fähigkeit, das Bewusstsein zu beherbergen, ist an eine ausreichende Menge Blut gebunden. Das Herz stellt das Qi für die Umwandlung von Nahrungs-Qi in Blut zur Verfügung. Man sagt bildlich dazu, dass es *das Blut rot färbt.*

Ist das Blut schwach, kann es zu leichten Störungen, wie Einschlafschwierigkeiten, Schreckhaftigkeit und schlechtem Gedächtnis, kommen. Ist die Blut-Leere stark oder wandelt sie sich in Yin-Leere, können Ruhelosigkeit, Panikzustände, Schlaflosigkeit und Manien entstehen; der Mensch hat keine Verankerung. Es ist also nicht nur der Geist, der den Körper beeinflusst, sondern der Körper wirkt natürlich auch auf den Geist. Da ist es nicht verwunderlich, wenn Frauen, die bei der Geburt viel Blut verloren haben, die nach der Geburt aus ihren Körpersubstanzen die Milch produzieren müssen und oft wenig Schlaf bekommen, Depressionen oder hysterische Weinanfälle haben! Viele der so genannten psychosomatischen Erkrankungen haben ihre Wurzel in der Erschöpfung der Substanzen. Durch das Nähren der Grundbaustoffe des Körpers kommt auch der Geist wieder in seine Mitte. Interessanterweise findet man auch in sehr alten Texten über chinesische Medizin die Aussage, dass das Herz das »Organ der Mitte« sei, was in diesem Zusammenhang verständlich wird.

Die TCM lehrt, dass *der Schweiß das Blut des Herzens ist.* Nächtliche Schweißausbrüche, besonders an Brustkorb, Achseln und Handflächen, den Regionen des Funktionskreises Herz, sind ein Zeichen von einer Erschöpfung des Yin. Regelmäßige Besuche der Sauna sind in diesem Fall nicht ratsam.

Das Herz spiegelt sich im *Gesicht* und hat eine *Verbindung zur Zunge,* sicherlich ein Grund, warum ein inniger Kuss das Herz öffnet. Das strahlende, rosige Pfirsichgesicht einer jungen Frau deutet auf einen guten Zustand von Qi und Blut des Herzens. Je jünger ein Mensch mit einer stumpfen und blassen Gesichtsfarbe ist, desto unnatürlicher ist dies, da in jungen Jahren Blut und Qi noch ausreichend vorhanden sein sollten. Ein weiteres Kennzeichen einer guten Herzqualität ist die Fähigkeit, sich auszudrücken und andere zu faszinieren. Stottern und Erröten deuten auf einen Herz-Blut-Mangel.

Weiterhin beherrscht das Herz natürlich den *Rhythmus des Pulses* und die *Blutzirkulation*. Eine Schwäche drückt sich in kalten Händen aus.

Symptome bei Herz-Blut-Mangel
- Einschlafstörungen
- Schreckhaftigkeit
- Gedächtnisschwäche

Symptome bei Herz-Yin-Mangel
- Schlaflosigkeit, Unruhe
- Nachtschweiß
- Herzklopfen nachts
- »Wortdurchfall« (spricht zu viel)

Symptome bei Herz-Yang-Mangel
- Müdigkeit
- Herzklopfen bei geringer Belastung
- Kurzatmigkeit
- spontanes Schwitzen tagsüber

Der Funktionskreis Dünndarm

Der Dünndarm trennt nicht nur in der Verdauung das »Trübe« vom »Reinen«, sondern er steht auch im übertragenen Sinne für die Fähigkeit, Gutes und Schlechtes zu unterscheiden.

Die wichtigsten Zuordnungen der Wandlungsphasen

	Erde	Metall	Wasser	Holz	Feuer
Jahreszeit	Spätsommer	Herbst	Winter	Frühling	Sommer
Tageszeit	Nachmittag	Abend	Nacht	Morgen	Mittag
Himmelsrichtung	Mitte	Westen	Norden	Osten	Süden
Farbe	gelb	weiß	schwarz	grün	rot
Geschmack	süß	scharf	salzig	sauer	bitter
Geruch	süßlich	verrottet	faulig	ranzig	verbrannt
Yin-Organ	Milz	Lunge	Niere	Leber	Herz
Yang-Organ	Magen	Dickdarm	Blase	Galle	Dünndarm
Sinnesorgan	Mund	Nase/Haut	Ohren	Augen	Zunge
Gewebe	Muskeln	Haut	Knochen	Sehnen	Gefäße
Klimafaktor	Feuchtigkeit	Trockenheit	Kälte	Wind	Hitze
Stimme	singend	weinerlich	stöhnend	schreiend	lachend
Emotion	Grübeln	Trauer	Angst	Wut	Erregung
geistige Qualität	klares Denken	Gerechtigkeit	Willen	Flexibilität	Freude

Kochen im Fütterungszyklus

Im so genannten Fütterungszyklus sind die Wandlungsphasen kreisförmig angeordnet, d. h. hier spiegeln sie die Zeit wider. Auf das Sterben (W) folgt die Erneuerung (H), darauf die Entfaltung (F), die Reife (E), das Anlegen von Vorräten (M) und wieder der Tod.

Jede Phase bringt eine andere hervor, daher spricht man von einem »Mutter-Kind-Verhältnis« zwischen zwei aufeinander folgenden Elementen. Die Erde ist die Mutter von Metall, das Metall die Mutter von Wasser usw. Das Bild soll ausdrücken, dass die Elemente einander stärken.

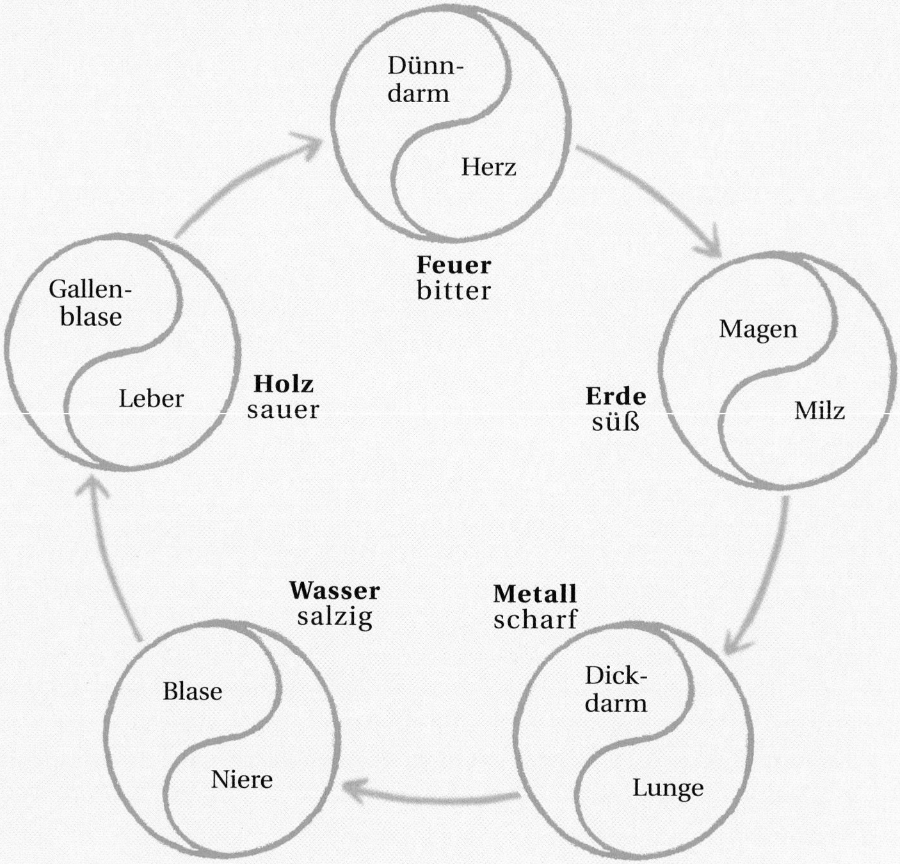

Der Fütterungszyklus und die Geschmacksrichtungen

Im Westen ist der Fütterungszyklus vor allem durch die Fünf-Elemente-Ernährung bekannt geworden. Einige Autoren beschreiben das *Zykluskochen* – das Hineingeben der Zutaten in der Reihenfolge des Fütterungszyklus – als einen interessanten Aspekt der chinesischen Ernährungslehre. Immer wieder verstehen manche Leser das so, dass eben das Kochen im Zyklus der fünf Elemente der ausschlaggebende Faktor dieser Ernährung sei. Diesen Standpunkt möchte ich heftig zurückweisen. Warum? Man kann auch die ungesündesten Speisen nach diesem Prinzip zubereiten, seien es Nudelgerichte aus Weißmehl mit Schweinefleisch und Dosentomaten oder Müsli mit Zucker und tiefgefrorenen Früchten. Das Kochen im Zyklus wird daraus selbstverständlich keine gesunde Nahrung im Sinne der chinesischen Heilkunde machen. Vielmehr beruht die Fünf-Elemente-Ernährung – wenn wir bei diesem Begriff bleiben wollen – auf einer richtigen Zusammenstellung von qualitativ hochwertigen Speisen, auf der Berücksichtigung der Organuhr, auf dem Wissen um die Thermik einzelner Nahrungsmittel und die Wirkungen der Geschmacksrichtungen.

Die Methode des Zykluskochens ist zudem im Westen entwickelt worden und in China unbekannt. Trotzdem ist sie eine wunderbare Sache und eine spürbare Bereicherung und Verfeinerung der Kochkunst:

Man ordnet beim Kochen nach dem Fünf-Elemente-Zyklus jede Zutat einer Wandlungsphase zu. Dabei ist zunächst der Geschmack der entscheidende Faktor. Welcher Geschmack zu welcher Wandlungsphase gehört, können sie der Abbildung auf der linken Seite entnehmen.

Kann man sich über den Geschmack nicht für eines der Elemente entscheiden, so ist als Nächstes die Farbe des Nahrungsmittels zu berücksichtigen. Nach der Zuordnung der Nahrungsmittel zu einer Wandlungsphase gibt man die Zutaten in der Reihenfolge des Fütterungszyklus in den Topf.

Es spielt keine Rolle, mit welchem Element begonnen wird, und es ist durchaus möglich, den Kreis mehrere Male zu durchlaufen. Es heißt, dass jene Organe am meisten durch das Essen gestärkt werden, die der Wandlungsphase des zuletzt zugefügten Nahrungsmittels entsprechen. Wird z.B. am Ende ein Schuss Essig zu einer Suppe gegeben, so stärkt man vor allem Leber und Gallenblase, weil Essig wegen seines sauren Geschmacks dem Holzelement zugeordnet ist.

Ebenso wie in der Akupunktur ist das Fünf-Elemente-Modell auch in Bezug auf das Kochen ein eher spiritueller Ansatz. Ich stelle mir dabei vor, wie die gesammelte Kraft und die Qualitäten der einzelnen Wandlungsphasen sich durch das schrittweise Hinzufügen der Geschmacksrichtungen in der Speise vereinen.

Dennoch wird das Kochen im Fünf-Elemente-Zyklus zwar als interessant, aber häufig als zu aufwendig bewertet. Deshalb sind im Rezeptteil des Buches absichtlich nicht alle Rezepte nach den Regeln des Fütterungszyklus komponiert, um all jenen, denen diese Methode zu kompliziert erscheint, den Weg zu einer gesunden Ernährung nicht zu erschweren. Selbstverständlich kann man aber jedes Gericht nach diesem Prinzip zubereiten.
Machen Sie sich keinen Stress mit dem Zykluskochen. Wagen Sie es ruhig, selbst eine Entscheidung zu treffen, welches Nahrungsmittel zu welcher Wandlungsphase gehört, wenn Sie gerade kochen. Ist z.B. ein Apfel sowohl süß als auch säuerlich, aber er ist eindeutig grün, so können Sie ihn dem Element Holz zuordnen. Sie können später in Ruhe im Anhang nachschlagen, um die Zuordnungen der einzelnen Nahrungsmittel zu vergleichen. Je mehr Bücher Sie darüber lesen, desto mehr werden Sie feststellen, dass auch unter Fachleuten die Meinungen auseinander gehen. Das hängt damit zusammen, dass ein Nahrungsmittel durchaus mehrere Geschmackskomponenten hat und die Kriterien der Zuordnung verschieden wichtig bewertet werden.

Der Kontrollzyklus

Der Kontrollzyklus beschreibt das Verhältnis von der »Großmutter« zum »Enkel«. Die Großmutter ist nicht die direkte Ernährerin des Kindes; sie hat die Aufgabe, das gesamte Gefüge der fünf Wandlungsphasen zu regulieren. Erde kontrolliert Wasser, Metall kontrolliert Holz, Wasser kontrolliert Feuer, Holz kontrolliert Erde, und Feuer kontrolliert Metall.
Im Gegensatz zur Mutter, die ihr Kind in ihrer vielleicht manchmal zu großen Liebe immer nähren und beschützen will, kann die Großmutter mit mehr Abstand und Weisheit dem Kind Grenzen setzen. In Bezug auf die Emotionen, die den Wandlungsphasen zugeordnet sind, sieht das folgendermaßen aus: Klares Denken (E) kontrolliert die Angst; Gerechtigkeit (M) kontrolliert die Wut; Willenskraft (W) kontrolliert übermäßige Erregung; Flexibilität (H) kontrolliert das Grübeln; Freude (F) kontrolliert die Trauer.
Die Kontrolle kann zu stark oder zu schwach sein. Bei einer Überkontrolle wird das Kind geschwächt. Häufig kommt das zwischen Holz und Erde vor: Bei der Fülle im Holz geht die Flexibilität verloren. Menschen mit Leber-Qi-Stagnation neigen zu Starrheit, Verspannungen und übersteigerten Reaktionen. Das übermäßige Leber-Qi verletzt dabei oft die Erde, also die Funktionen von Milz und

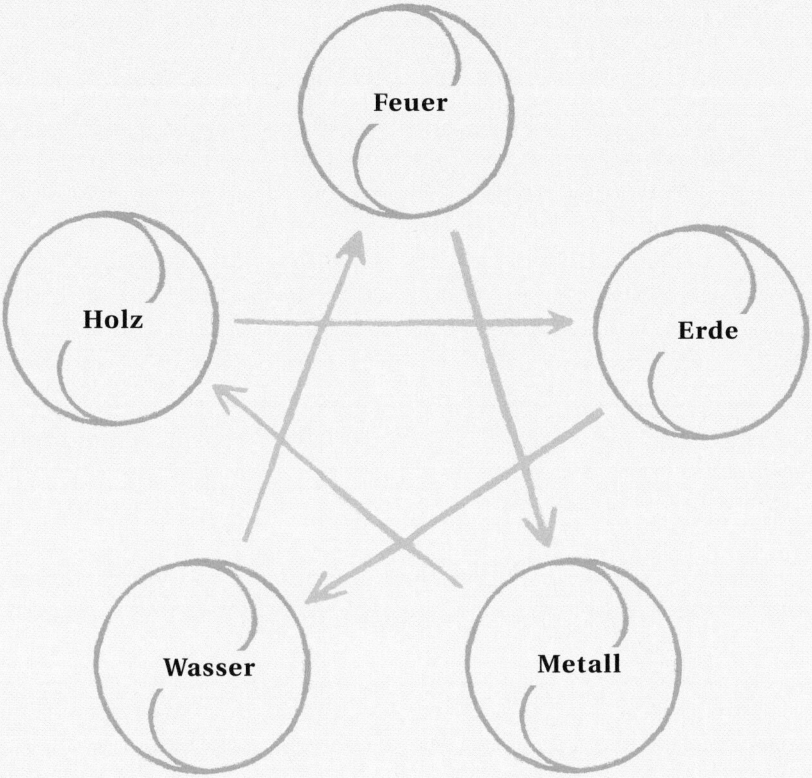

Magen. Viele Magenbeschwerden haben ihren Ursprung in einer gestauten Leber-Energie, welche durch unterdrückten Ärger oder Frustration entstehen kann.
Eine Unterkontrolle durch die Großmutter gibt es auch. Wenn das Herz-Qi (F) schwach ist, kann dies zu einer Fülle im Metall führen, z.B. zu Wassereinlagerungen in den Lungen. Ist das Holzelement schwach, fehlt dem Menschen die Spontanität, die Erd-Energie nimmt überhand, und man wird träge und schwer.
Das sind nur Beispiele. Man lernt Zusammenhänge zu beobachten, wenn man die Welt mit einem »Fünf-Wandlungsphasen-Blick« betrachtet. Das ist interessant, und es lässt gewisse Prognosen zu, je besser man diese Sichtweise beherrscht.

Die fünf Geschmacksrichtungen

Der Geschmack eines Nahrungsmittels ist dessen Essenz, und jede der Geschmacksrichtungen hat eine ganz spezifische Wirkung. Kosten Sie einmal bewusst nur von einem Nahrungsmittel, um die Wirkung zu spüren. Lassen Sie das Nahrungsmittel im Mund, schließen Sie die Augen, und achten Sie auf die Bilder und körperlichen Empfindungen, die der Geschmack auslöst. Für das Saure könnten sie eine Tomate oder etwas Zitrone nehmen, für das Bittere ein Wermutblättchen, für das Süße ein Stück Schokolade, für das Scharfe ein Stück Ingwer und für das Salzige eine Prise Salz.

Sie können sich z.B. fragen, welcher Geschmack Yin- und welcher Yang-Qualität hat. Erinnern Sie sich an die Bewegungsrichtungen von Yin und Yang? Jeder Geschmack löst eine Bewegungsrichtung im Körper aus: Die Geschmacksrichtungen, die dem Yin zugeordnet sind, haben eine nach innen und unten gerichtete Bewegung und wirken zusammenziehend, jene mit Yang-Potenzial wirken nach oben, außen und öffnend.

Jeder Geschmack »wandert« zu einem spezifischen Organ und nährt dieses: Das Süße wandert zur Milz, das Scharfe zur Lunge, das Salzige zur Niere, das Saure zur Leber und das Bittere zum Herzen.

Bei vielen Nahrungsmitteln mit einem eher neutralen, faden oder sehr mildsüßen Geschmack findet die Zuordnung zu einer Wandlungsphase und einem Geschmack durch das Wissen um dessen Wirkung statt. Die Erfahrungen, die über die Jahrhunderte gesammelt wurden, sind hier ein kaum hoch genug einzuschätzender Wert.

Aber eine Geschmacksrichtung wird nicht nur für die Heilung der Organe *einer* Wandlungsphase verwendet. Das wäre viel zu einfach. Man darf auf keinen Fall den Rückschluss ziehen, dass Probleme der Lunge *nur* mit dem scharfen Geschmack zu behandeln wären – »scharf« und »Lunge« gehören beide zur Wandlungsphase Metall – oder dass man im Herbst nur Scharfes zu sich nehmen sollte. So wäre das System nicht nur sehr starr: Es ist auch definitiv falsch.

Vielmehr geht es darum, die Bewegungsrichtungen der Jahreszeiten sowie die der Organe zu kennen und diese durch die Auswahl der Geschmacksrichtungen zu unterstützen oder auszugleichen, wenn ein Ungleichgewicht besteht.

So setzt man gemäß dem *»Nei Jing«* – dem »Klassiker des Gelben Kaisers zur Inneren Medizin« – das Süße ein, um das Leber-Qi zu lösen, denn süß harmonisiert; das Scharfe, um durchgängig zu machen und die Körperflüssigkeiten zum Zirkulieren zu bringen, um so die Nieren zu befeuchten; das Salzige mit seiner auflösenden Qualität, um Ansammlungen von Schleim und Feuchtigkeit durch Milz-Qi-Leere auszuleiten; das Saure, um Nachtschweiß durch Herz-Yin-Leere zu beseitigen, denn das Saure zieht zusammen; und das Bittere mit seiner abwärts gerichteten Bewegungsrichtung, um »rebellierendes« Lungen-Qi (Husten) abzusenken.

Das sind nur kurze Beispiele, die zeigen, wie komplex die Geschmacksrichtungen eingesetzt werden. Im Folgenden werden die Geschmackswirkungen im Einzelnen beschrieben. Diese Informationen sind sehr wichtig für eine ausgewogene Ernährung nach den Prinzipien der chinesischen Heilkunde.

Nicht vergessen darf man, dass eine Geschmacksrichtung auch Negatives bewirken, also eine Krankheit erzeugen kann, wenn sie im Übermaß genossen wird. Ebenso ist die viel gelobte Intuition, der Wunsch nach einem bestimmten Geschmack, häufig weniger eine heilende als eine schlechte Gewohnheit oder sogar eine Sucht, die genau zur Erkrankung paßt bzw. ursprünglich dazu geführt hat.

Der süße Geschmack

Da der süße Geschmack harmonisierend auf Milz und Magen wirkt und diese beiden Funktionskreise die wichtigsten Quellen des nachgeburtlichen Qi sind, sollte der süße Geschmack des Erdelementes im Vordergrund jeder Mahlzeit stehen. Die anderen Geschmacksnuancen sind Ergänzung dazu.

Süße Nahrungsmittel

Fast alle Grundnahrungsmittel haben einen süßen Geschmack: Die verschiedenen Getreide sind grundsätzlich der Erde zuzuordnen, auch wenn sie jeweils unterschiedliche Tendenzen zu anderen Wandlungsphasen haben. Reis z.B. wird von anderen Autoren der Wandlungsphase Metall zugeordnet; dennoch ist er vom Geschmack her süß. Von ebenfalls süßem Geschmack sind die meisten Fleischsorten, viele Gemüse- und Obstarten. Auch Hülsenfrüchte haben einen mild-süßen, faden Geschmack und gehören deshalb zur Wandlungsphase Erde. Wegen ihrer häufigen Nierenform und weil sie das Wasserlassen fördern, können sie aber auch dem Wasserelement zugeordnet werden.

Bewegungsrichtung

Süß bewirkt eine Yang-Bewegung nach außen und oben. Es ist ein entspannender, harmonisierender und in alle Richtungen lösender Geschmack.

Organwirkung

Diese Geschmacksrichtung versüßt uns das Leben, wobei man das nicht zu wörtlich verstehen darf, denn ein übermäßiger Genuss von Süßmitteln birgt Gefahren (siehe unten). Die oben aufgezählten süßen Nahrungsmittel jedoch stärken das Qi und befeuchten die Körpersäfte; sie kräftigen und harmonisieren das Erdelement, unsere »Mitte«, und schenken uns darüber eine gute Verdauung.

Jahreszeit
Süße Nahrungsmittel sind immer angebracht, sie sollten den Hauptbestandteil der Nahrung bilden. Vor allem aber in den Dojo-Zeiten und im Frühling sind sie günstig, da sie die nach außen gehende Bewegung des Frühlings mild unterstützen und das Leber-Qi entspannen.

Individueller Nutzen
Vor allem Kinder, aber auch dünne, nervöse oder schwache Menschen benötigen den süßen Geschmack am meisten.

Gefahr
Der süßeste Vertreter dieses Geschmacks ist der Zucker. Er ist wohl das einzige Nahrungsmittel, über dessen negative Wirkung sich alle Ernährungsrichtungen einig sind. Die so genannten Einfachzucker (Monosaccharide), zu denen der raffinierte Zucker gehört, gelangen besonders schnell in das Blut. Durch die plötzliche Überzuckerung des Blutes schüttet der Körper vermehrt Insulin aus, um den Blutzuckerspiegel wieder zu senken. Ist der Zucker abgebaut, fällt der Insulinspiegel jedoch nicht so schnell ab. So kommt es zu einer leichten Unterzuckerung, bei der der Blutzuckerspiegel niedriger ist als vor dem Genuss von Zucker. Weißer Zucker bewirkt also extreme Blutzuckerschwankungen, die sich in starken Leistungshöhen und -tiefen und damit verbundenen Stimmungsschwankungen bemerkbar machen.
Versuchen Sie einmal, drei Monate lang ganz ohne Zucker auszukommen. Sie werden sich wesentlich stabiler fühlen und – nach einer Phase des Entzuges – viel weniger Heißhunger auf Süßes verspüren. Danach gönnen Sie sich einen richtig süßen Kuchen oder einen Schokoladenriegel: Sie werden feststellen, wie diese Zuckerbomben Sie verschleimen und wie »scheußlich« süß sie Ihnen jetzt vorkommen.

Im Gegensatz dazu bescheren einem die Mehrfachzucker (Polysaccharide) der oben genannten süßen Nahrungsmittel wie Getreide dieses Problem nicht, da sie langsamer vom Körper aufgenommen werden.
Auch alle anderen Süßmittel, wie Honig, Ahornsirup, Rapadura, Ursüße und auch süßes Obst, sind extreme Vertreter des süßen Geschmacks und haben eine sehr befeuchtende Wirkung. Im Fall von großer Trockenheit, wie z.B. bei extrem trockenem Husten, ist dies erwünscht, und hier könnte man sogar weißen

Zucker geben. Personen aber mit Neigung zu Übergewicht, Ödemen oder Schleimansammlungen sollten äußerst sparsam mit Süßmitteln umgehen, da diese die Ansammlung von Feuchtigkeit bewirken.

Der scharfe Geschmack

Scharfe Nahrungsmittel

Vor allem Gewürze, wie alle Pfeffersorten, Chillischoten und Muskat, vertreten diesen Geschmack; aber auch einige Gemüse, wie Zwiebeln, Knoblauch, Lauch, Rettich und Kohlrabi, und einige Kräuter, wie Kresse, Pfefferminze und Rucola, gehören dazu. Im Gegensatz zu den Gewürzen werden die Gemüse jedoch durch den Kochvorgang süßer.

Bewegungsrichtung

Auch der scharfe Geschmack ist dem Yang zugeordnet. Er hat genauso wie der süße Geschmack eine nach außen gerichtete Bewegung, aber er wirkt nicht entspannend, sondern zerstreuend; deshalb ist man nach zu viel Alkoholgenuss so zerschlagen. Der scharfe Geschmack bewegt das Qi viel stärker nach oben und zur Hautoberfläche. Vor allem die zugleich heißen Nahrungsmittel, wie z.B. Ingwertee, wirken schweißtreibend.

Organwirkung

Das Scharfe fördert die Zirkulation von Qi und Blut. Deshalb wird es eingesetzt, um Stagnation zu lösen. Durch seine nach außen gerichtete Bewegung stärkt der scharfe Geschmack das Abwehr-Qi. Aus diesem Grund wird z.B. im Herbst Hafer mit etwas Ingwer oder Lauch gegeben – Nahrungsmittel mit erwärmender Thermik –, um Wind und Kälte abzuwehren.

Jahreszeit

Scharfe Speisen unterstützen die Energetik des Frühlings: Die Außentemperaturen sind noch kühl (Yin), aber die Pflanzen drängen nach außen und oben (Yang). Deshalb nennen die Chinesen den Frühling »das kleine Yang«. Günstig ist daher, in dieser Zeit die Speisen mit geringen Mengen an scharfen Nahrungsmitteln mit neutraler oder leicht erfrischender Thermik, wie Kresse, Radieschen, Sprossen oder Rettich, zu ergänzen.

Individueller Nutzen

Träge, übergewichtige oder zu weißem Schleim neigende Menschen, Personen mit einem Mangel an Yang und Vegetarier sollten regelmäßig scharfe und wärmende Gewürze und Speisen zu sich nehmen.

Gefahr

Die meisten Nahrungsmittel mit scharfem Geschmack sind warm oder heiß (siehe Tabellen im Anhang). Sie sollten bei einem Überschuss an Yang und bei Symptomen der Yin-Leere gemieden werden, da sie die Körpersäfte noch mehr austrocknen würden. Scharfe Speisen sind eine häufige Ursache für Yin-Mangel.

Der salzige Geschmack

Salzige Nahrungsmittel

Salzigen Geschmack hat nicht nur das Salz selbst, sondern vor allem die Nahrung der Flüsse und Meere – Algen und Fische aller Art –, aber auch Schweinefleisch, Mineralwasser und fermentierte Nahrungsmittel wie Miso. In geringer Dosierung intensivieren salzige Nahrungsmittel den Geschmack der Speisen, weshalb man z.B. ein Stück Alge zum Kochen von Hülsenfrüchten benutzt. Hülsenfrüchte kann man wegen ihrer häufigen Nierenform und ihrer Wirkung auf die Niere dem Wasserelement zuordnen, obwohl sie eigentlich süß schmecken.

Bewegungsrichtung

Salziges löst eine Yin-Bewegung nach innen und unten aus, im Extremfall sogar – wie bei einer Glaubersalz-Anwendung –, um die Entleerung des Darmes zu fördern.

Organwirkung

Salzig-kühlende Nahrungsmittel, wie einige Fischsorten, eignen sich hervorragend, um das Yin der Niere zu befeuchten. Weiterhin löst Salziges Ansammlungen von Schleim und Feuchtigkeit auf. Vor allem Algen werden eingesetzt, um z.B. Schwellungen, Knoten und Zysten aufzulösen – aber es ist dennoch Vorsicht geboten: Algen sind thermisch sehr kalt.

Der salzige Geschmack (nicht Speisesalz!) stärkt die Niere und fördert auf milde Weise das Wasserlassen. Dafür sind besonders Hülsenfrüchte bekannt.

Jahreszeit

Wegen seiner nach innen ziehenden Bewegung ist der salzige Geschmack in jenen Zeiten am wichtigsten, in denen das Yang im Inneren verankert werden muss, also im Herbst und Winter. In dieser Zeit sollte man den Anteil der dem Wasserelement zugeordneten Speisen erhöhen. Man sollte jedoch nicht mit mehr Salz an sich kochen.

Individueller Nutzen

Salzige, Yin-aufbauende Nahrungsmittel sind besonders für dünne, zu innerer Trockenheit neigende Menschen geeignet.

Gefahr

In unserer Gesellschaft wird Salz im Übermaß genossen, da es in Nahrungsmitteln wie Brot, Käse, Wurst und vielen anderen versteckt ist. Salz ist ein extremer Vertreter des salzigen Geschmacks, und sein Effekt ist nicht zu vergleichen mit der angenehm milden Wirkung der dem Wasserelement zugeordneten Nahrungsmittel.
Zu viel Speisesalz erzeugt Durst, Hitze und Austrocknung im Körper, Verhärtung der Gefäße und damit einhergehenden Bluthochdruck. Deshalb sollte es sparsam verwendet werden. Zu viel Salzkonsum vergrößert den Wunsch nach Süßem. Wer deshalb nicht von Süßigkeiten oder – dem stark befeuchtenden – Alkohol lassen kann, sollte einen radikalen Salzentzug machen.
Unter den Salzsorten ist das sehr mineralstoffreiche, grobe, leicht graue Meersalz am wertvollsten. Man erhält es nur in Reformhäusern oder Naturkostläden.

Der saure Geschmack

Saure Nahrungsmittel

Der saure Geschmack wird vor allem durch Früchte vertreten; aber auch Tomaten, Essig und die sauren Milchprodukte wie Quark, Joghurt und Dickmilch gehören dazu.

Bewegungsrichtung

Sauer sammelt und zieht zusammen. Wegen seiner nach innen und etwas nach unten gerichteten Bewegungsrichtung wird diese Geschmacksrichtung genauso wie das Salzige dem Yin zugeordnet.

Organwirkung

Sauer macht lustig, heißt es. Mit seiner zusammenziehenden Qualität kann dieser Geschmack eine zu stark nach außen gerichtete Bewegung des Yang ausgleichen: Er kann z.B. das Herz vor Verlust von Körpersäften durch Schwitzen im Sommer schützen.
Der saure Geschmack hat auch eine haltende, absenkende Wirkung bei Leber-Blut- oder Leber-Yin-Leere mit einer Tendenz zum aufsteigenden Leber-Yang. Er kann auch anderen Formen von »Auslecken«, wie z.B. Nachtschweiß oder frühzeitigem Samenerguss durch Nieren-Yin-Mangel, entgegenwirken.

Jahreszeit

Holz hat eine nach außen gerichtete Bewegung: Im Frühling drängt alles nach außen. Deshalb würde ein Übermaß an sauren Nahrungsmitteln die natürliche Bewegungsrichtung des Holzes eher hemmen. Bei einer zu »wild gewordenen« Leber-Energie mit überschießendem Yang jedoch kann der saure Geschmack eine Heilung im eigenen Element bewirken.
Ansonsten unterstützt Sauer die nach innen gerichtete, sammelnde Bewegung des Herbstes.

Individueller Nutzen

Sauer ist nützlich für Menschen mit Yin-Mangel und einer Neigung zu aufsteigendem Leber-Yang. In diesem Zusammenhang ist diese Geschmacksrichtung auch für Personen mit heftigen, zu plötzlichen und überschießenden Gefühlszuständen geeignet.

Gefahr

Zu viel Saures schädigt über den Kontrollzyklus die Organe der Mitte. Bei schwacher Milz sollten deshalb saure Nahrungsmittel, besonders die sauren Milchprodukte, nur sehr sparsam verwendet, bei Feuchtigkeit für längere Zeit sogar gänzlich gemieden werden. Menschen mit einer Stagnation des Leber-Qi sollten ebenfalls vorsichtig mit sauren Nahrungsmitteln umgehen. Eine besonders ungeeignete Speise ist hier Hühnerkraftsuppe, da Huhn der Wandlungsphase Holz zugeordnet ist und obendrein das Qi sehr stärkt, was bei einer akuten Stagnation von Leber-Qi nicht günstig ist.

Der bittere Geschmack

Bittere Nahrungsmittel

Es gibt viele bittere Salate und Gewürze wie Radicchio, Endiviensalat, Löwenzahn, Rosmarin, Thymian und Wacholder. Auch viele gängige warme und kalte Getränke sind bitter, so z. B. Kaffee, Schwarzer und Grüner Tee sowie Rotwein und Pils.

Bewegungsrichtung

Auch der bittere Geschmack gehört – wie der saure und der salzige – zu denjenigen Geschmacksrichtungen, die eine Yin-Bewegung erzeugen. Er wirkt leicht zusammenziehend und absenkend, dabei jedoch stärker absenkend, aber weniger zusammenziehend als der saure Geschmack.

Organwirkung

Das Bittere hat eine entspannende Wirkung auf Leber und Gallenblase; die Verdauungssäfte werden angeregt, und die Nahrung kann dadurch besser verdaut werden. Deshalb nimmt man gerne vor einem fetten Essen einen bitteren Aperitif oder trinkt einen Espresso nach dem Essen. Bitter hat eine austrocknende Wirkung; daher wird dieser Geschmack gerne bei Feuchtigkeit eingesetzt. Obwohl Bitteres der Wandlungsphase Feuer zugeordnet ist, sagt man, es habe eine besonders starke Wirkung auf die Lunge: Es unterstützt deren absteigende Energiebewegung und trocknet überschüssigen Schleim.

Jahreszeit

Der bittere Geschmack unterstützt die absenkende Energie im Winter und Herbst. Er kann zu diesen Zeiten etwas mehr – als Ergänzung zu den süßen Nahrungsmitteln der Wandlungsphase Erde – verwendet werden.

Individueller Nutzen

Menschen mit einer Neigung zu innerer Feuchtigkeit, zu Übergewicht, Ödemen und Schweregefühlen sollten Nahrungsmittel mit bitterem Geschmack regelmäßig verwenden.

Gefahr

Bitter im Übermaß trocknet das Blut und die Körpersäfte aus, wie man es bei Menschen sehen kann, die rauchen und viel Kaffee trinken. Dies bewirkt eine trockene, faltige Haut, weil das Bittere über den Kontrollzyklus die Lunge in ihrer Fähigkeit, die Haut zu befeuchten, beeinträchtigt.

Die thermische Wirkung von Nahrungsmitteln

Die so genannte Thermik eines Nahrungsmittels ist ein weiteres wichtiges Kriterium für dessen Wirkung. Von jeder Geschmacksrichtung gibt es Nahrungsmittel in den fünf Temperaturklassen kalt, erfrischend, neutral, warm und heiß. Es gibt also z.B. bitter-warme Nahrungsmittel wie Thymian, und es gibt bitter-erfrischende wie Grapefruit. Der Kochvorgang verändert den thermischen Zustand des Nahrungsmittels noch zusätzlich: Eine rohe Tomate beispielsweise ist thermisch kalt. Wird sie gekocht, so verringert sich die abkühlende Wirkung. Wird sie zusammen mit erwärmenden Gewürzen wie Rosmarin gegrillt, ist sie noch weniger abkühlend. Die thermische Wirkung der Nahrungsmittel in ihrem *rohen Zustand* können Sie den Listen im Anhang entnehmen.

Kalte Nahrungsmittel
Kalte Nahrungsmittel nehmen überschüssige Hitze aus dem Körper heraus und sollten wegen ihrer auskühlenden Wirkung äußerst sparsam bzw. nur dann verwendet werden, wenn definitiv ein Hitzezustand vorliegt. Von Menschen mit einem Kältezustand sollten sie gänzlich gemieden werden, bis dieser behoben ist. Auch bei Kindern ist Vorsicht geboten, da sie eine schwache Mitte haben. Leider werden kalte Nahrungsmittel, wie Bananen, Kiwis, Tomaten, Gurken, Mineralwasser und natürlich Speiseeis, sehr viel genossen. Das führt langfristig zu einer Schädigung von Qi und Yang, bei Kindern zu Abwehrschwäche und Lethargie.
Bei Yang-Fülle setzt man Nahrungsmittel mit kalter Thermik ein. Aber auch in diesem Fall sollte man sie nicht zu lange oder zu häufig zu sich nehmen, um die Mitte nicht zu schädigen.

Erfrischende (kühle) Nahrungsmittel
Erfrischende Nahrungsmittel braucht der Körper, um Blut und Körpersäfte zu bilden und um Schleimhäute und Gewebe zu befeuchten. Im Prinzip sind diese Speisen das ganze Jahr über wichtig, aber sie eignen sich besonders für die warmen Monate des Jahres, während man ihren Verbrauch im Winter einschränken sollte.
Zu den kühlenden Nahrungsmitteln gehören die meisten Gemüsesorten, Salate, heimische Früchte sowie vergorene Milchprodukte wie Yoghurt und Kefir. Dabei ist zu beachten, dass Produkte aus pasteurisierter und homogenisierter Milch biologisch verändert und daher schleimerzeugender sind als unbehandelte.

Neutrale Nahrungsmittel
Nahrungsmittel mit neutraler Thermik haben die größte Bedeutung, denn sie können von jedem Menschen in großen Mengen genossen werden. Sie stärken das Qi und wirken ausgleichend auf den Organismus. Deshalb sollten sie den Hauptbestandteil der Nahrung bilden. Dazu gehören fast alle Getreidesorten, Kohlarten, Hülsenfrüchte, Karotten, Nüsse, Rindfleisch und Milchprodukte mit süßem Geschmack, wie Milch und Sahne.

Warme Nahrungsmittel
Diese Nahrungsmittel wirken leicht erwärmend auf den Organismus und sollten zusammen mit neutralen Nahrungsmitteln vermehrt im Herbst und im Winter verzehrt werden. Je kälter die Temperaturen draußen sind, desto mehr sind wärmende Nahrungsmittel zu empfehlen. Sie unterstützen das Yang, die aktiven Energien im Körper und sind besonders geeignet für Menschen mit einer Yang-Schwäche.

Thermisch warme Nahrungsmittel sind z. B. Geflügel, Kaffee, Rotwein, Zwiebeln, Lauch und frischer Ingwer.

Heiße Nahrungsmittel
Erhitzende Nahrungsmittel werden verwendet, um Kälte auszugleichen. In kleinen Mengen sind sie hervorragend geeignet für Vegetarier und für Menschen mit einer Yang-Leere. Darüber hinaus aktivieren sie das Abwehr-Qi, welches den Körper im Winter wärmt und vor dem Eindringen pathogener Faktoren schützt. Unbedingt vermieden werden müssen heiße Nahrungsmittel bei einer bereits bestehenden Yin-Leere, da ihre heiße Natur die Säfte weiter erschöpfen würde. Deshalb ist generell Vorsicht mit ihnen geboten. Man sollte die heißen Nahrungsmittel nie zu oft oder zu lange einsetzen (vgl. »Wandlungsphase Holz: Funktionskreis Leber, Leber-Qi-Stagnation«).
Eine thermisch heiße Wirkung haben scharfe Gewürze, wie Chillischoten, Zimt und getrockneter Ingwer, aber auch hochprozentiger Alkohol und gegrilltes Fleisch, vor allem Hammel und Lamm.

Die Kombination von Geschmack und thermischer Wirkung

Nahrungsmittel jeder Geschmacksrichtung können die unterschiedlichste Thermik aufweisen. Wenn Ihnen das kompliziert erscheint, dann denken Sie daran, wo diese Nahrungsmittel wachsen. Es ist nicht von ungefähr, dass z. B. Südfrüchte erfrischend bis kalt sind, denn in den Breitengraden, in denen sie wachsen, ist es viel heißer. Die Menschen dort benötigen – ganz im Gegensatz zu uns Zentraleuropäern – viel mehr erfrischende Nahrungsmittel. Die bei uns heimischen Gemüse, wie Lauch, Zwiebeln, Karotten oder Petersilie, sind dementsprechend wärmer. Das ist aber nur eine Faustregel, die nicht immer zutrifft. Um es genau zu wissen, müssen Sie die Nahrungsmittellisten im Anhang betrachten.
Menschen haben sehr unterschiedliche Gewohnheiten. Manche schädigen ihr Yin, weil sie sich völlig der thailändischen Küche verschrieben haben und bei jedem Essen Mengen von Chili-Soßen verwenden. Die Vitamin-Anhänger nehmen häufig zu große Mengen an kühlenden Nahrungsmitteln zu sich. Man bedenke, wie viele Früchte für einen Multi-Vitamin-Drink ausgepresst werden müssen. Die könnte man niemals auf einmal essen! Vegetarier entwickeln ebenfalls oft einen Mangel an Qi und Yang oder Feuchtigkeit, da Gemüse und Getreide allein zu wenig Yang-Potenzial enthalten. Sie sollten dreimal täglich

Gekochtes zu sich nehmen und täglich erwärmende Gewürze in kleinen Mengen benutzen.

Aus dem Gesagten folgt also erstens, dass man Extreme vermeiden sollte. Dazu gehört das übermäßige Betonen einer Geschmacksrichtung. Nur süß-neutrale Nahrungsmittel, vor allem Getreide, können in großen Mengen verzehrt werden. Zum Zweiten sollte man vor allem auf eine ausgewogene Zusammensetzung achten (siehe Seite 15).
Isst man z.B. hauptsächlich Getreide und Gemüse, dann ist das sowohl zu kühlend als auch zu wenig nährend. Aus westlicher Sicht könnte man sagen: So eine Zusammensetzung der Nahrung enthält zu wenig Proteine. Deshalb empfiehlt die chinesische Ernährungslehre, auch Hülsenfrüchte, Fleisch und Fisch zu verwenden, vor allem wenn man körperlich arbeitet, weil dann auch mehr Qi verbraucht wird.

Schluss mit alten Gewohnheiten!

Meine Erfahrung aus der Praxis zeigt, dass bereits das Aufgeben schlechter Gewohnheiten der halbe Weg zum Erfolg ist. Das Herausfinden dieser Gewohnheiten ist ein sehr wichtiger Aspekt einer erfolgreichen Beratung, denn sehr oft sind uns diese Muster nicht bewusst.
Ernährungsgewohnheiten sind für viele Menschen schwer umzustellen, da sie entweder stark mit ihrem Tagesrhythmus verbunden oder emotional belegt sind. Die Esskultur wird leider viel zu sehr vernachlässigt. Man kann jedoch das Wohlbefinden in einem hohen Maße steigern, wenn man die folgenden Ratschläge beachtet.

Essen Sie in Ruhe!
Hastigkeit ist eine sich aufwärts bewegende Energie. Man ist unruhig, man setzt sich kaum zum Essen oder nimmt auf Grund des Zeitdrucks das Essen im Stehen oder Laufen ein. Die energetische Wirkungsrichtung des Magens dagegen ist eine Abwärtsbewegung. Durch die beiden auseinander strebenden Bewegungsrichtungen kommt es im Magen zu einer Stagnation, die Übelkeit, Schweregefühl oder saures Aufstoßen von halbverdauten Nahrungsmitteln verursachen kann. Deshalb wird in den Klassikern der chinesischen Medizin empfohlen: »Trinke das Feste, und kaue das Flüssige.« Man sollte also das Essen gut einspeicheln und Getränke nicht hastig herunterstürzen.

Essen Sie wenn möglich in einer harmonischen Atmosphäre. Entspanntes Kauen fördert den Fluss des Speichels und der Verdauungssäfte und regt die Darmbewegungen an. Gönnen Sie sich einen Augenblick des Innehaltens, bevor Sie mit dem Essen beginnen. Versuchen Sie sich zu vergegenwärtigen, dass die Nahrung Ihnen die Kraft für die kommenden Aktivitäten gibt. Wenn das servierte Essen nicht ihren Vorstellungen entspricht, Sie aber auch nichts anderes bekommen können, dann verschlimmern Sie die Situation bitte nicht durch Ärger und Ablehnung, sondern versuchen Sie durch ein kurzes Ritual die Qualität der Speise aufzubessern: Halten Sie beide Hände über den Teller und stellen Sie sich vor, wie über Ihre Atmung Qi durch die Hände in das Essen fließt. Dadurch wird es Ihnen besser bekommen.

Frühstücken Sie etwas Warmes!

Wie schon beschrieben gilt in der TCM Großmutters alte Regel: »Frühstücke wie ein Kaiser, speise mittags wie ein Bürger und abends wie ein Bettler.« Bei vielen Menschen ist das heute genau umgekehrt. Sie frühstücken nichts, weil sie abends üppig gegessen haben, so dass sie morgens keinen Hunger haben. Einige sagen, sie seien eben Nachtmenschen. Da sie aber dennoch ihre Beschwerden haben, lässt sich daraus schließen, dass sich die Organe nicht durch eine solche Zeiteinteilung von ihren natürlichen Zyklen abbringen lassen. Der Rhythmus der Organe ist mit dem Lauf der Gestirne verbunden und dadurch festgelegt (siehe Seite 16). Es ist die Entscheidung des Einzelnen, ob er mit oder gegen diesen Rhythmus leben möchte. Die besten Zeiten der Verdauungsorgane Dickdarm, Magen und Milz sind frühmorgens und vormittags.

Aus diesem Grund ist es unter anderem sehr gut, morgens auszuscheiden, bevor man den Verdauungstrakt neu belastet. Sie können die morgendliche Entleerung unterstützen, indem Sie vor dem Frühstück eine Tasse heißes Wasser trinken, das Sie 10 Minuten lang gekocht haben.

Etwas später, am besten in der Zeit von Milz und Magen, ist ein warmes Frühstück wichtig. Wenn Sie daran nicht gewöhnt sind, beginnen Sie langsam: mit etwas gekochtem Gemüse, einer Gemüsesuppe oder einem süßen Getreidegericht.

Diesen Punkt erkläre ich meinen Patienten gerne ausführlich, denn ein Verständnis davon hat große Auswirkungen auf den Behandlungserfolg. Ein Therapeut kann viel akupunktieren oder Heilkräuter verschreiben. Wenn der Patient seine Gewohnheiten nicht ändert, ist ihm jedoch nur kurzfristig oder gar nicht zu helfen.

Essen Sie nicht spätabends!
Aus der Organuhr ergibt sich auch, dass abends die Verdauungsfunktionen schwächer werden. Am Abend kommt das Yang zur Ruhe, und das Yin wird aktiv. Ein ausgiebiges Mahl am Abend sollte deshalb die besondere Ausnahme bleiben, der Besuch in einem Restaurant eine außerordentliche Feier sein. Regelmäßiges spätes Essen schwächt das Qi des Magens und führt langfristig zu Nahrungsstagnation: Der Speisebrei verbleibt zu lange im Verdauungstrakt und bewirkt Völlegefühle, schlechten Mundgeruch und saures Aufstoßen.

Trinken Sie nichts Kaltes während des Essens!
Flüssigkeiten verdünnen die Magensäfte. Auf diese Weise wird der Verdauungsprozess verlangsamt. Besonders schwächend für das Magen-Qi sind eisgekühlte Getränke, gerade im Sommer. Das Yang fließt im Sommer an die Oberfläche des Körpers und ist deshalb im Inneren leicht durch Kälte verletzbar.
Kalte Getränke schwächen zudem den Appetit. Wer hat es nicht erlebt, dass ein kaltes Spezi in der Kneipe den Hunger vertrieb? Dasselbe gilt natürlich für Speiseeis. Man weiß von Studien an Kühen in Kalifornien, dass diese wesentlich mehr Milch geben, wenn ihnen das Trinkwasser auf die Magentemperatur vorgewärmt wird. Auch beim Menschen muss der Magen seine Energie nicht für die Erwärmung der Speisen auf Körpertemperatur verbrauchen, sondern kann gleich mit der Verdauung beginnen, wenn man nichts Kaltes isst oder trinkt. Generell sind temperierte oder warme Getränke am bekömmlichsten.

Essen Sie regelmäßig!
Es ist ein häufiges Phänomen bei Selbstständigen, deren Tagesablauf nicht fest geregelt ist, dass sie sehr oft über ihren Hunger hinausgehen. Man bringt noch dieses und jenes zu Ende, obwohl einem schon der Magen knurrt. Bevor man endlich – wenn überhaupt – an eine warme Mahlzeit kommt bzw. mit deren Zubereitung beginnt, muss der Körper, um weiter funktionieren zu können, vom Konto des vorgeburtlichen Qi abbuchen. Zur Abhilfe möchte ich Ihnen dringend ans Herz legen, eine Thermoskanne mit Kraftbrühe bei sich zu haben. Diese wird keine volle Mahlzeit ersetzen, Ihnen aber bestimmt mehr gesunde Energie zur Verfügung stellen, als eine hungrig heruntergeschlungene Süßigkeit. Für Menschen mit viel berufsbedingter Unregelmäßigkeit ist es besonders ratsam, gut zu frühstücken. Die Morgenmahlzeit kann durchaus auch etwas später eingenommen werden, wenn man sehr zeitig aufstehen muss.
Sowohl oft über den Hunger hinauszugehen, als auch ständig oder ohne Regelmäßigkeit zu essen, schwächt die Kraft der Verdauungsorgane.

Vermeiden Sie denaturierte Nahrungsmittel!
In vielen Ländern werden die Nahrungsmittel bestrahlt, um sie haltbarer zu machen. Diese Behandlung zerstört die Zellstruktur. Die Nahrungsmittel können vom Körper nicht so gut verwertet werden. Auch tiefgefrorene und in der Mikrowelle zubereitete Nahrung bleibt bei der Verdauung länger im Darm liegen und verursacht dort auf diese Weise Fäulnisprozesse.
Ich empfehle daher, nur frische, wenn möglich einheimische Nahrungsmittel – idealerweise kontrolliert biologisch erzeugte – zu verwenden. Fertiggerichte und Light-Produkte sollte man am besten meiden.

Seien Sie sparsam mit Nachspeisen!
Süße Speisen entspannen und befeuchten. Dieser Effekt ist manchmal erwünscht, vor allem, wenn Menschen zu dünn, ausgetrocknet oder hyperaktiv sind. Ansonsten bewirken süße Nachtische eine Verlangsamung der Verdauung und fördern das Entstehen von übermäßiger Feuchtigkeit. Wenn man damit Probleme hat, ist es ratsam, nicht nach jedem Essen ein Dessert zu sich zu nehmen, sondern eher einen italienischen Espresso, einen Grünen oder halb fermentierten Roten Tee zu genießen, welche durch ihren bitteren Geschmack eine verdauungsfördernde und trocknende Wirkung haben.

Nicht zuletzt …
… sollte man jedoch mit all den guten Ratschlägen nicht völlig steif oder radikal umgehen. Auch ich esse gern Tiramisu. Aber ich verkneife mir solche Leckereien, wenn ich gerade eine Bronchitis mit viel Schleim habe, oder beschwere mich nicht, wenn ich am nächsten Tag verschleimt bin. »Fehltritte« bringen erstens echte Erfahrung darin, wie Dinge wirken, und zweitens eine gewisse Entspannung im Thema. Je nachdem, wie die persönliche Konstitution beschaffen ist oder welche Energiequellen man sonst noch nutzt, kann man sich mehr oder weniger auch »Entgleisungen« leisten. Diesbezüglich sollte man geduldig und liebevoll mit sich selbst – und mit anderen – umgehen. Wichtig ist das vor allem für Menschen mit Leber-Qi-Stagnation. Sie neigen besonders dazu, sich zu viel vorzunehmen und dann mit Frustration, Wut oder noch mehr Stagnation zu reagieren, wenn die geplante Ernährungsumstellung nicht so konsequent durchgehalten wurde.
Wichtig ist auch, sich ein Bewusstsein darüber zu bewahren, in welchem Überfluss die meisten von uns leben, und im Überangebot auch die Einfachheit zu üben. Es gibt genug Menschen, die nicht einmal das Notwendigste besitzen. Gesunder Menschenverstand, Mitgefühl und Dankbarkeit verschönen das Leben.

Teil 2

Nährende Suppen, die den Körper gesund erhalten

Allgemeine Hinweise zum Rezeptteil

Lassen Sie alle als *Grundrezept* bezeichneten Brühen aus Gemüse oder Fleisch zunächst einige Minuten bei offenem Deckel kochen, und schöpfen Sie den entstehenden Schaum ab.

An Stelle der jeweils angegebenen *Süßmittel* können auch andere verwendet werden: Man kann z.B. Honig durch Ahornsirup ersetzen oder statt Gerstenmalz Ursüße verwenden. Jedes der Süßmittel hat seinen spezifischen Eigengeschmack. Das ergibt eine große geschmackliche Vielfalt.

Mit Absicht wurde darauf verzichtet, in jedem Rezept zu erwähnen, dass man die jeweiligen Nahrungsmittel *waschen und klein schneiden* muss. Auch Getreide bzw. Reis ist oft staubig und sollte daher vor dem Kochen gewaschen werden. Mit Schneidetechniken, die unterschiedliche Formen und Größen des Nahrungsmittels ergeben, können Sie selbst nach Herzenslust experimentieren. Bei den Kraftbrühen, in denen das Gemüse lange ausgekocht und danach weggeworfen wird, können Sie die Gemüse unzerkleinert dazugeben: Sie werden sowieso völlig zerkocht.

Wie bereits erwähnt, wurden bewusst nicht alle Rezepte nach den Regeln des *Zykluskochens* komponiert. Rezepte, die im Fütterungszyklus geschrieben sind, erkennen Sie an den Buchstaben **E**, **M**, **W**, **H** und **F** für die Wandlungsphasen Erde, Metall, Wasser, Holz und Feuer. Natürlich können Sie jedes Rezept selbst abwandeln, wenn Sie gerne im Zyklus kochen möchten.

Am Anfang ist es eine große Hilfe, sich dazu eine Zeichnung des Fütterungszyklus über den Herd zu hängen. In den Tabellen des Anhanges können Sie die Geschmacksqualitäten von Nahrungsmitteln nachschlagen, wenn Ihnen Vertreter einzelner Wandlungsphasen fehlen. Auf diese Weise werden Sie auch schnell Übung im Zykluskochen bekommen. Allerdings gibt es einige Besonderheiten:

- *Hülsenfrüchte* werden in den Rezepten trotz ihres süßen Geschmacks dem Wasserelement zugeordnet (vgl. »Hülsenfrüchte« – bitte beachten Sie dort auch die »Hinweise zur Zubereitung von Hülsenfrüchten«!).
- *Zwiebeln* bekommen einen süßen Geschmack, wenn man sie dünstet. Deshalb sind sie in den nach dem Fütterungszyklus geschriebenen Rezepten dem Erdelement (**E**) zugeordnet. Roh gehören sie zur Wandlungsphase Metall.
- *Petersilie* wird wegen ihrer grünen Farbe im Holzelement zugegeben.

• Einige Nahrungsmittel, wie beispielsweise *Äpfel*, sind teilweise unter Erde, teilweise unter Holz erwähnt, je nachdem, ob sie mehr süßlich oder säuerlich sind.
• Beim Zykluskochen kann man auch um *ein Element zurückspringen*, falls dies vom Rezept her notwendig ist: So kann z.B. auf Cumin (**M**) Reis (**E**) folgen. Danach gibt man wieder einen Vertreter des Metallelementes zu.
• Alle im Zyklus gekochten *Kraftbrühen aus Huhn und Rind* beginnen und enden mit dem Wasserelement. Deshalb können diese Brühen in anderen Rezepten, wie z.B. bei Gemüsesuppen, an der Stelle des Wasserelementes eingefügt werden.

Einer der wichtigsten Aspekte für eine gesunde Ernährung ist die Zusammensetzung. Erinnern Sie sich an die Aufteilung: 65% der Nahrung – also etwa zwei Drittel – sollte aus Getreide bestehen. Das ist sicher für die meisten von Ihnen sehr viel. Damit Sie Anregungen dafür bekommen, folgen im Anschluss zahlreiche Suppen aus Reis und anderen Getreidesorten.

Reis

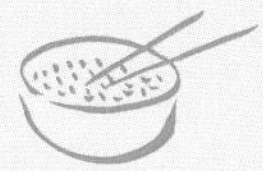

Reissuppen sind in Asien eine uralte Medizin. Man findet in frühen Schriften Lobpreisungen über ihre Heilkraft. In einem buddhistischen Text über Medizin sind Aussagen Buddhas darüber erwähnt:
Die Reissuppe schenkt zehn Dinge: Leben und Schönheit, Leichtigkeit und Kraft, sie vertreibt Hunger, Durst und Wind, sie reinigt die Blase und die Niere und fördert die Verdauung.
Nach Buddha Shakyamuni ist die Reissuppe, angereichert mit Milch und Honig, die gesündeste Nahrung (siehe Rezept »Buddhistische Reissuppe«).
In den meisten Gegenden Chinas wird Reissuppe zum Frühstück gegessen. Die Reissuppenverkäufer sind mit ihren Töpfen, die sie an Bambusstangen über der Schulter tragen, in den Gassen unterwegs. Zu dem Reis werden Maiskörner, Kastanien oder Sojabohnen gereicht, auch Eier, sauer eingelegtes Gemüse oder frittierte Erdnüsse. Oft werden auch ganz dünn geschnittenes Fleisch, Innereien oder Fisch mit rohem Ingwer und Frühlingszwiebeln frisch zugegeben. All die Zutaten werden extra vorbereitet und erst auf Wunsch des Kunden gemischt, mit dem Reis kurz erhitzt und hübsch garniert.
Shi Fan – so heißt die Reissuppe auf Chinesisch; in den USA wird sie Congee (sprich: Kóndschi) genannt. Sie ist ein preiswertes und nahrhaftes Gericht, und –

was für den westlichen Menschen vielleicht einer der wichtigsten Aspekte ist – sie wird nach einem denkbar einfachen Rezept zubereitet, das kaum Arbeit macht. Der Brei ist leicht zu verdauen, stärkt den Magen und fördert die Wasserausscheidung. Man kann die Reissuppe aus einer Vielzahl von Reissorten kochen, die geschmacklich sehr verschieden sind.

Reissorten

Man unterscheidet grundsätzlich *Vollkornreis* und *geschälten* bzw. *polierten, weißen Reis.* Dabei hat natürlich der Vollkornreis mit seinem Silberhäutchen den wesentlich höheren Nährwert. Durch immer stärkeres Polieren des Reises entstanden in China Mangelerkrankungen, die es in den Zeiten, als das Korn vor dem Kochen nur gemahlen wurde, nicht gab. Diese Tatsache sollte man bei der Speiseplanung nicht vergessen. Polierter oder geschälter Reis ist eigentlich nur als Abwechslung, für Patienten mit sehr schwacher Verdauung oder als Einstieg in das Kochen mit Getreide geeignet.

Rundkornreis ist sowohl in geschälter als auch in ungeschälter Form zu kaufen. Dabei enthält der Vollkornreis wesentlich mehr Nährstoffe, wie Vitamin B1 und B2, Niacin und Eisen. Rundkornreis hat einen süßen Geschmack, ist thermisch neutral und klebriger als Langkornreis. Er stärkt die Milz und harmonisiert den Magen bei Unruhe, Durst und trockenem Mund durch eine Erschöpfung der Magensäfte. Er eignet sich besonders gut für Menschen mit schwacher Verdauung.

Langkornreis hat eine ähnliche Wirkung wie Rundkornreis, ist jedoch thermisch wärmer. Er ist der am wenigsten klebrige Reis – daher behält er beim Kochen eine schön körnige Konsistenz – und kräftigt Milz und Magen; auch auf das Qi der Lunge hat er eine stärkende Wirkung.

Süßer Reis ist ein Vollkornreis, der mehr Fett und Proteine als andere Reissorten enthält. Diese Sorte sollte man nicht mit dem in Supermärkten als »Milchreis« verkauften und sehr wertlosen, da stark polierten Reis verwechseln. Süßen Reis erhält man nur in Naturkostläden. Er hat einen süßen Geschmack, ist thermisch warm, wirkt auf Lunge, Milz und Magen, stärkt Qi und Blut. In Japan wird *Moshi* daraus gemacht: eine Paste, aus der Klößchen (siehe Rezept »Algensuppe mit Moshi«) geformt werden.

Klebreis ist ein geschälter Reis. Er ist süß und erwärmend, stärkt Milz und Magen und kräftigt bei geschwächtem Lungen-Qi.

Schwarzer Klebreis ist nur in Asia-Läden erhältlich. Diese meistens ungeschälte Reissorte ist süß, thermisch neutral und sehr nährend. Auf Grund ihrer dunkelroten bis schwarzen Farbe sagt man, dass sie besonders das Blut nährt. Deshalb ist diese Sorte besonders für Frauen geeignet, die durch Menstruation und Geburten wesentlich öfter an Blut-Leere leiden als Männer.

Basmatireis gedeiht am Rande des Himalayas in Nordindien und ist auch als »Prinz unter den Reissorten« bekannt. Er ist ein besonders teurer Reis, weil er sich durch ein besonders feines Aroma sowie seinen Duft auszeichnet. Basmati gibt es vollwertig und geschält. Er ist süß und neutral, stärkt die Mitte und die Lunge.

Duftreis ist ein polierter Reis aus Südostasien. Bekannt ist er Ihnen sicher aus Thai-Restaurants. Er hat einen wunderbaren, süßlichen Duft, ist thermisch neutral und eignet sich vor allem als Beilage für exotische Gerichte.

Roter Reis gehört wie Basmati zu den wertvollen Reissorten, was sich auch hier am Preis bemerkbar macht. Er ist von süßem Geschmack, thermisch neutral und nährt das Blut. Er hat eine längere Kochzeit und benötigt deshalb mehr Wasser als die anderen Sorten.

Wilder Reis ist eigentlich keine Reissorte, sondern dem Hafer verwandt. Heimisch ist dieses schlanke, dunkle Korn in Nordamerika, wo es das Hauptnahrungsmittel der Indianerstämme in Minnesota war. Wilder Reis ist süß, leicht bitter, kühl, wirkt vor allem auf Niere und Blase und fördert das Wasserlassen. Er enthält mehr Proteine als jeder Reis und viele Mineralien, nährt und kühlt das Blut.

Reissuppen-Grundrezept

Grundrezept für eine Reissuppe (amerikanisch: Congee)

- *Zutaten:* Reis, Wasser.
- *Zubereitung:* Man kocht Reis und Wasser in einem Verhältnis von etwa 1:6. Die Menge des Wassers bestimmt die Dicke des Breis, die reine Geschmackssache ist. Der Reis quillt unwahrscheinlich auf, nehmen Sie also nicht viel.

  Geben Sie den Reis in einen Topf mit guter Isolierung und einem schweren Deckel. Wichtig ist, den Reis nach kurzem Aufkochen nur auf kleinster Flamme köcheln zu lassen, da er sonst anbrennt. Kochen Sie den Reis 2–4 Stunden. Je länger er kocht, umso mehr stärkt er Qi und Blut.

  Wenn Sie das Gericht zum Frühstück essen möchten, können Sie den Reis auch kurz vor dem Zubettgehen aufsetzen. Sicherheitshalber sollten Sie vorher einmal unter Beobachtung für eine ähnlich lange Zeit das Verhalten Ihres Topfes und Herdes prüfen, damit nichts anbrennt.

Sie werden jetzt vielleicht denken, dass dies ein furchtbares Rezept ist, welches überhaupt nicht schmeckt. Haben Sie aber schon einmal fertige Reismilch getrunken, wie man sie in Naturkostläden bekommt? Sie ist aus denselben Zutaten hergestellt und hat eine angenehme Süße. Lang gekochtes Getreide wird süß, wobei jede Sorte einen spezifischen Eigengeschmack bekommt. Dennoch ist dies natürlich ein milder Geschmack, und unsere an viel Salz, Geschmacksverstärker, so genannte natürliche Aromastoffe etc. gewöhnten Zungen sind kaum noch fähig, den feinen Eigengeschmack der Nahrungsmittel wahrzunehmen.
Natürlich gibt es unendlich viele Verfeinerungen dieses Grundrezeptes.
Die Variation der Zutaten, die mit Reis-Congee gekocht werden können, ergibt eine Vielzahl von schmackhaften Gerichten, von denen ich einige besonders berühmte anführen möchte:

Süße Reissuppen

Julie Lim's Schwarze Klebreissuppe

- *Zutaten:* Schwarzer Klebreis, dunkelbraune Palmzuckerscheiben, Kokosmilch aus der Dose (erhältlich in Asia-Läden).
- *Zubereitung:* Klebreis nach Grundrezept kochen. Palmzucker in etwas heißem Wasser auflösen und zum fertigen Reis-Congee geben. Den Brei zum Servieren in eine Schale füllen und einen Klecks Kokosmilch darauf garnieren. Das sieht hübsch aus und gibt dem Gericht mehr Sämigkeit. Wer keine Gewichtsprobleme hat, nimmt bestimmt gerne mehr von der Kokosmilch. Aber Vorsicht: Sie ist sehr fett!
- *Wirkung:* Nährt das Blut, befeuchtet das Lungen-Yin.
- *Empfehlung:* Dieses Rezept eignet sich als Frühstücksbrei. In China wird es als Dessert gereicht.

Buddhistische Reissuppe

- *Zutaten:* Beliebige Reissorte, frische Vorzugsmilch, Butter, Honig.
- *Zubereitung:* Reis nach Grundrezept zubereiten. Die Menge, die für ein Frühstück benötigt wird, in einen separaten Topf geben und mit etwas Wasser erhitzen. Am Ende etwas Vorzugsmilch, Butter und Honig hinzufügen.
- *Variante:* Mit Zimt oder Vanille lässt sich der Geschmack verfeinern.
- *Wirkung:* Nährt Blut und Qi; befeuchtet Lunge und Magen bei Yin-Leere.

Bunte Reissuppe

- *Zutaten:* Langkornreis, Roter Reis, Wilder Reis, Safran, Eigelb, Blütenpollen, Honig.
- *Zubereitung:* Langkornreis, Roten Reis und etwas Wilden Reis mit Safran nach Grundrezept weich kochen. Am Ende ein Eigelb, Blütenpollen und Honig unterrühren.
- *Variante:* Man kann auch einen Schuss Sahne hinzufügen, sofern keine Schleimproblematik besteht.
- *Wirkung:* Nährt Qi und Blut; Blütenpollen und Eigelb nähren die Nieren-Essenz (Jing).

Reis-Congee mit Trockenfrüchten

- *Zutaten:* Beliebige Reissorte, Butter, Trockenfrüchte, Ahornsirup.
- *Zubereitung:* Reis nach Grundrezept kochen. Etwas Butter bei kleiner Flamme zerlassen und klein geschnittene Trockenfrüchte kurz darin dünsten. Die für die Mahlzeit gewünschte Menge an Reisbrei zugeben und erhitzen. Heiß servieren und bei Bedarf mit Ahornsirup nachsüßen.
- *Variante:* Zusätzlich frisches Obst mit andünsten.
- *Wirkung:* Stärkt Qi und Blut.

Kastanien-Reissuppe

- *Zutaten:* Beliebige Reissorte, Esskastanien, Gerstenmalz.
- *Zubereitung:* Reis nach Grundrezept kochen. In der letzten Stunde Esskastanien beifügen. Vor dem Servieren nach Bedarf mit Gerstenmalz süßen.
- *Variante:* Wenn man keine frischen Maronen bekommt, kann man auch Esskastanienmehl oder ganze, getrocknete Kastanien aus der Reihe der »Hildegard von Bingen Nahrungsmittel« verwenden. Ebenso kann man Walnüsse nehmen; diese sollte man jedoch erst am Ende zugeben.
- *Wirkung:* Esskastanien sind süß und warm. Sie stärken Niere, Gehirn und Jing. Hildegard von Bingen empfiehlt sie bei geistiger Erschöpfung, da sie reich an B-Vitaminen sind. Weil sie schwer verdaulich sind, sollten sie aber nicht im Übermaß verzehrt werden.

Sesamsamen-Congee

- *Zutaten:* Rundkornreis, Schwarzer Sesam, Ursüße.
- *Zubereitung:* Man kocht den Schwarzen Sesam mit Rundkornreis im Verhältnis 1:2 mit viel Wasser zu einem dünnflüssigen

Brei. Vor dem Servieren nach Bedarf süßen.

- *Wirkung:* Schwarzer Sesam ist süß und neutral. Er nährt das Leber- und Nieren-Yin, befeuchtet den Darm und wird aus diesem Grund gerne bei Altersverstopfung gegeben. Das Rezept wirkt positiv bei schwachen Muskeln, Sehnen und Bändern durch Blut-Leere, bei Augentrockenheit, trockenem Husten und frühzeitigem Ergrauen.
- *Empfehlung:* Man sollte die Samen vor dem Kochen mörsern, um sie leichter verdaulich zu machen. Schwarzen Sesam (lat.: Semen Sesami, chin.: Hei Zi Ma Ren) erhält man im Kräuterversandhandel (Adressen siehe Anhang).

Mandel-Reissuppe

- *Zutaten:* Beliebige Reissorte, Mandeln, etwas Milch, beliebiges Süßmittel.
- *Zubereitung:* Die Mandeln über Nacht in etwas Milch einweichen und schälen. Mandeln und Reis nach Grundrezept zu einem dünnflüssigen Brei kochen. Vor dem Servieren nach Bedarf süßen.
- *Wirkung:* Mandeln haben eine hervorragende Wirkung auf die Lunge. Sie sind süß und neutral; sie befeuchten, sie senken das Lungen-Qi bei Husten ab und entspannen den Dickdarm. Sie sind die einzige Sorte unter den Nüssen, die im Organismus basisch wirken.
- *Empfehlung:* Der bittere Geschmack der Mandelschale ist für Menschen mit zu viel Schleim in der Lunge heilsam und sollte in diesem Fall mitgekocht werden.

Reissuppe mit frischen Früchten der Saison

- *Zutaten:* Beliebige Reissorte, frische Früchte, Butter, Süßmittel.
- *Zubereitung:* Reis nach Grundrezept zubereiten. Die für die Mahlzeit benötigte Menge in einen Topf geben und mit etwas Wasser erhitzen. Am Ende klein geschnittene Früchte und Butter zugeben; nach Geschmack süßen.
- *Variante:* Mit Nüssen kann das Gericht jederzeit reichhaltiger und sättigender gestaltet werden.
- *Wirkung:* Gekochte oder gedünstete Früchte sind leichter verdaulich und wirken besser auf die Produktion von Körpersäften als rohe. Bei einigen Früchten, die sich besonders für heiße Tage im Sommer eignen – wie Melonen und Beeren –, empfiehlt es sich

dennoch, die Früchte nur zum heißen Brei hinzuzufügen.
Andere Obstsorten – wie Äpfel, Birnen, Pflaumen und Kirschen – können auch eine Weile mitgeköchelt werden.

Reismilch mit Hühnerei

- *Zutaten:* Rundkornreis, Reismalz, Hühnerei aus kontrolliert biologischer Haltung.
- *Zubereitung:* Reis mit viel Wasser 2–3 Stunden zu einem dünnen Brei kochen; durch ein Tuch sieben. Ein Hühnerei verquirlen, heiße Reismilch darübergeben und eventuell mit etwas Reismalz süßen.
- *Wirkung:* Stärkt das Lungen-Qi und -Yin. Hilft bei Schwäche und chronischem, trockenem Husten.
- *Einnahme:* Täglich eine Schale heiß trinken.
  Die Reismilch hält sich einige Tage im Kühlschrank.

Salzige Reissuppen

Reissuppe mit Lotossamen

- *Zutaten:* Beliebige Reissorte, getrocknete Lotossamen, einige chinesische Rote (oder andere) Datteln, frischer Ingwer, Salz.
- *Zubereitung:*
  F In heißem Wasser
  E Lotossamen und Datteln, Reis und
  M eine dünne Scheibe Ingwer
  W mit einer Prise Salz zu einem Brei kochen.
- *Variante:* Man kann das Gericht auch süß zubereiten; der salzige Geschmack wirkt jedoch besser bei Milzschwäche.
- *Wirkung:* Lotossamen sind süß, zusammenziehend und neutral (vgl. Teil 3 »Lotossamen«).
  Sie wirken auf Herz, Milz und Niere. Dieses Rezept stärkt die Milz und hilft gegen Durchfall auf Grund von Milz-Qi-Leere.
- *Empfehlung:* Zu kaufen sind Lotossamen (lat.: Semen Nelumbinus, chin.: Lian Zi) im Kräuterversandhandel (Adressen siehe Anhang). Dasselbe gilt für Rote Datteln (vgl. ebenfalls Teil 3).

Reissuppe mit Karotten

- *Zutaten:* Beliebige Reissorte, Karotte, Butter, Sojasoße.
- *Zubereitung:* In einer Tagesportion Reissuppe nach Grundrezept eine geraspelte Karotte weich kochen. Vor dem Servieren einen Stich Butter und etwas Sojasoße zugeben.
- *Variante:* Frische Kräuter nach Wahl darüberstreuen. Sie enthalten viele Vitamine und lösen das Leber-Qi.
- *Wirkung:* Karotten sind süß, neutral und fördern die Verdauung. Das Rezept eignet sich für jeden, aber besonders für Menschen mit schwacher Verdauung und chronischen Durchfällen.

Fenchel-Reissuppe

- *Zutaten:* Beliebige Reissorte, Fenchel, Butter, Sojasoße.
- *Zubereitung:* In einer Tagesportion Reissuppe nach Grundrezept Fenchel weich kochen. Vor dem Servieren einen Stich Butter und etwas Sojasoße zugeben.
- *Wirkung:* Alle Teile der Fenchelpflanze haben eine ähnliche Wirkung: Sie sind süß, scharf und warm, regulieren das Qi, stillen Schmerzen, stärken die Mitte und wärmen die Niere. Dieses Rezept ist verdauungsfördernd, vor allem bei Verdauungsproblemen durch Kälte.

Spinat-Reissuppe

- *Zutaten:* Beliebige Reissorte, Sesamöl, Zwiebel, Muskat, Salz, Petersilie, frischer Spinat und/oder Brennnesseln.
- *Zubereitung:*

F In einem heißen Topf
E Sesamöl erhitzen;
M Zwiebel und Muskat darin dünsten;
W Salz,
H Petersilie,
F Brennnesseln und/oder
E Spinat hineingeben und garen;
nach Grundrezept zubereitete Reissuppe zugeben und erhitzen.

- *Wirkung:* Spinat ist süß und kühl. Er stärkt wegen seiner erfrischenden Thermik das Yin von Magen und Leber und wird gerne zur Behandlung von Nachtblindheit und verschwommenem Sehen verwendet.

Reissuppe mit Leber

- *Zutaten:* Beliebige Reissorte, Leber, Öl, Pfeffer, Muskat, Apfel, Petersilie oder frisches Liebstöckelgrün,
  Sojasoße.
- *Zubereitung:* Die Leber in feine Scheiben schneiden und in Öl, Pfeffer und Muskat anbraten. Am Ende Apfelscheiben dazugeben und kurz mitdünsten. Nach Grundrezept zubereitete Reissuppe erhitzen und die Leber dazugeben. Vor dem Servieren Kräuter unterheben und mit Sojasoße abschmecken.
- *Variante:* Man kann das Rezept der »Spinat-Reissuppe« mit Leber ergänzen.
- *Wirkung:* Leber wird in der chinesischen Medizin zur Heilung von Augenleiden verwendet, die durch eine Blut-Leere verursacht sind, wie z.B. verschwommenes Sehen, Nachtblindheit und schlechtes Sehen nach Überanstrengung oder bei Frauen nach der Menstruation.
- *Empfehlung:* Man kann die Leber von Huhn, Schwein und Rind verwenden, sollte aber unbedingt nur die Innereien von kontrolliert biologisch aufgezogenen Tieren aus artgerechter Haltung verzehren. Hühnerleber ist süß-warm; die des Rindes süß-neutral und Schweineleber ist süß, leicht bitter und warm.

Reissuppe mit Nieren

- *Zutaten:* Beliebige Reissorte, gut gewaschene Niere (Schwein oder Rind), Öl, frischer Ingwer, Frühlingszwiebeln, Fenchelsamen, Pfeffer, Muskat, Sojasoße.
- *Zubereitung:* Klein geschnittene und gut gesäuberte Nieren in Öl, Ingwer und Frühlingszwiebeln anbraten. Zum nach Grundrezept vorbereiteten Reisbrei geben und mit gemahlenen Fenchelsamen, Pfeffer, Muskat und Sojasoße abschmecken.
- *Wirkung:* Dieses Rezept ist erwärmend und hilft bei einer Schwäche des Nieren-Yang.
- Empfehlung: Schweine- und Rindernieren stärken das Qi der menschlichen Niere, vorausgesetzt sie sind von guter Qualität, d.h. von kontrolliert biologisch aufgezogenen Tieren aus artgerechter Haltung. Die Nieren vom Schwein sind salzig-neutral; diejenigen vom Rind süß-warm.

Reissuppe mit Ente

- *Zutaten:* Rundkornreis, Entenfleisch, getrocknete Shiitakepilze oder frische Austernpilze, Petersilie, Butter, Sojasoße.
- *Zubereitung:* Shiitakepilze einweichen. Reissuppe nach Grundrezept zubereiten. In den letzten 30 Kochminuten Entenfleisch und Shiitakepilze zugeben. Austernpilze, Petersilie und etwas Butter erst ganz am Ende hineingeben. Mit Sojasoße nachwürzen.
- *Variante:* Eingeweichte und gekochte Adzukibohnen zugeben. Sie verstärken den harntreibenden Effekt.
- *Wirkung:* Stärkt das Qi von Lunge und Niere; fördert das Wasserlassen.

Getreide

Natürlich kann eine Reissuppe auch mit anderen Getreidearten kombiniert werden, und Congees können aus jeder Getreidesorte allein gekocht werden.
Grundsätzlich stärken alle Getreidesorten die Mitte. Dennoch besitzt jedes Getreide seinen eigenen Charakter. Die Wachstumsbedingungen, wie Standort, Sonneneinstrahlung, Bodenbeschaffenheit und Pflege, spielen dabei eine wichtige Rolle.
Viele Menschen kennen vor allem industriell verarbeitete Getreideprodukte, also z.B. in Form von Brot und Nudeln. Bei anderen fällt Getreide unter den Überbegriff Kohlehydrate: Sofort rümpfen sie die Nase bei dem Gedanken, solche Dickmacher essen zu sollen. Wieder andere denken, Getreide wäre nur Tierfutter, für den Menschen wertlos oder ein Magenfüller für arme Leute.
Diese Vorstellungen basieren jedoch auf völliger Unwissenheit. Vollkorngetreide besteht aus komplexen Mehrfachzuckern, die durch den Speichel in Maltose und später im Darm in Dextrose, einen Einfachzucker, aufgespalten werden. Das bedeutet, dass die Nährstoffe langsam vom Körper aufgenommen werden, was dem Menschen eine stabile Energiekurve schenkt. Raffinierte Getreide und zuckerhaltige Speisen hingegen werden wegen der in ihnen enthaltenen Einfachzucker sehr schnell ins Blut aufgenommen. So wird der Blutzuckerspiegel unnatürlich und nur kurzfristig erhöht.
Dennoch sollte man mit dem Genuss von gekochtem Getreide langsam beginnen, wenn man nicht daran gewöhnt ist. Sehr geeignet für Anfänger sind Getreidesuppen, da sie am leichtesten verdaulich sind.

Getreidesorten

Hirse ist leicht bekömmlich, süß, leicht salzig und kühl bis neutral; sie stärkt Milz, Magen und Niere. Bei Durchfall und Neigung zu Ödemen sollte man die Hirse vor dem Kochen ohne Fett und unter ständigem Rühren anrösten, bis sie gut duftet und goldbraun ist. Sie fördert dann sehr gut das Wasserlassen. Ungeröstet kühlt Hirse den Organismus und stillt Durst.
Hirse ist unter den Getreidesorten der beste Lieferant für Eisen, Magnesium, für Vitamin B1 und B6. Wegen ihres stark basischen Charakters ist Hirse geeignet für Menschen mit zu viel Magensäure, bei Magengeschwüren und Verdauungsproblemen durch zu viel Magen-Hitze und bei Mundgeruch, da sie dem Wachstum von Mundhöhlenbakterien und Pilzen entgegenwirkt. Aus diesem Grund sollte sie auch bei Candidabefall (Darmpilz) viel gegessen werden. Diese Erkrankung wird in der TCM als Ausdruck einer Ansammlung von Feuchtigkeit und Hitze im Unteren Erwärmer angesehen.

Hinweise zur Hirsezubereitung

Hirse eignet sich nicht nur als Suppeneinlage, sondern auch als Beilage. Bei ihrer Zubereitung sollte man darauf achten, dass die Hirse mit wenig Wasser gekocht wird, denn sie wird schnell klebrig.
Am besten gibt man die gewaschene Hirse in kochendes Wasser, kocht sie einige Minuten, schaltet dann auf die kleinste Hitzestufe und lässt sie bei geschlossenem Deckel quellen. Man sollte den Quellvorgang niemals durch Umrühren unterbrechen, weil das Getreide dann sehr schnell anbrennt. Gut zubereitet sollte das Hirsekorn ganz aufgegangen sein. Wenn man die Hirse mit zu viel Wasser oder mit zu starker Hitze kocht, werden die Körner dagegen außen matschig und innen hart.
Als Beilage schmeckt gekochte Hirse besonders gut, wenn man sie mit Olivenöl, Salz, Pfeffer, Petersilie und mit in Salz und Öl angedünsteten Zwiebeln anmacht.

Amaranth ist ein anspruchsloses, kleinkörniges Getreide aus Südamerika. Es wächst gut auf sehr kargen, trockenen Böden. Amaranth ist süß, leicht bitter und thermisch neutral, es stärkt die Milz und hilft dieser, überschüssige Feuchtigkeit umzuwandeln. Diese Getreidesorte eignet sich sehr gut für die Kombination mit anderen Getreiden, vor allem mit Reis, Hirse und Polenta. Amaranth enthält mehr Calcium als Milch.
Gerste gedeiht in großen Höhenlagen und ist deshalb das Hauptnahrungsmittel in Tibet. Aber auch in Europa war sie schon vor Weizen und Hafer eine wichtige und widerstandsfähige Kulturpflanze. Es gibt dunkle, aber auch hellere bis hin zu

ganz geschälten Sorten. Vollkorngerste ist wesentlich nährstoffreicher als die bekanntere Perlgerste: Sie enthält doppelt so viel Calcium, dreimal so viel Eisen und 25% mehr Proteine. Gerste ist süß, leicht salzig und kühl; sie wirkt auf Milz, Magen und Blase, nährt Blut und Säfte und fördert die Wasserausscheidung. Daher wird sie bei Blasenentzündungen und Diabetes mit Neigung zu Hitze gegeben. Hierfür sollte man täglich ½ bis 1 Liter Gerstenwasser trinken (Rezept siehe unten).

Gekeimte, pulverisierte und geröstete Gerste wird in der chinesischen Heilkräuterkunde als verdauungsfördernd und Völlegefühl lösend beschrieben. Sie wird oft Kräuterrezepturen beigemischt, um diese für Patienten mit schwachem Qi verdaulicher zu machen.

Wenn man an Qi-Leere mit Kältesymptomatik leidet, sollte man die Gerste mit ein wenig frischem Ingwer kochen – ebenso wie alle anderen kühlenden Getreidesorten. Um diese am stärksten Säure bildende Getreideart basischer zu machen, röstet man sie vor dem Kochen ohne Öl und unter ständigem Rühren.

Gerstenwassertee

- Zutaten: Gerste, Wasser, Gerstenmalz.
- *Zubereitung:* Gerste und Wasser in einem Verhältnis von 1:8 mischen und zum Kochen bringen. Sanft köcheln, bis das Korn weich ist. Die Gerste absieben und für eine Mahlzeit aufbewahren, den Tee nach Bedarf mit Gerstenmalz süßen.
- *Wirkung:* Scheidet überschüssige Hitze aus bei Entzündungen von Blase oder Prostata und bei Menschen mit Yang-Fülle oder Yin-Leere.
- *Empfehlung:* Kann heiß oder im Sommer auf Zimmertemperatur abgekühlt als Erfrischungsgetränk getrunken werden.

Hafer ist neutral, leicht erwärmend und süß; er wirkt auf Milz, Magen, Lunge und Herz. Er ist hervorragend für geschwächte Personen, wirkt spontanen Schweißausbrüchen durch Qi-Leere entgegen und hilft – besonders in angerösteter Form – in den kalten Jahreszeiten, den Körper zu wärmen und das Abwehr-Qi zu steigern. Hafer stärkt Immunsystem, Knochen und Gewebe. Er kann als ganzes Korn, aber auch als Schrot oder in Form von Flocken verwendet werden.

Roggen ist bitter, thermisch neutral und wirkt auf Leber, Gallenblase, Milz und Herz. Er harmonisiert das Leber-Qi, wird bei Migräne eingesetzt, stärkt Haare und Fingernägel und macht die Blutgefäße bei Arteriosklerose durchgängig. In den rauen Klimazonen Osteuropas und im Norden ist Roggen beliebt, da er Energie und Ausdauer stärkt und Feuchtigkeit vertreibt.
Roggen ist ebenso wie Weizen ein recht hartes Getreide. Deshalb empfehle ich, ihn vor dem Kochen einige Stunden einzuweichen oder mit Reis bzw. Grünkern gemischt zuzubereiten.
Weizen ist süß, kühl und wirkt auf Milz, Herz und Niere. Er nährt das Yin im Körper und wird vor allem zur Beruhigung des Geistes verwendet. Weizen kann bei spontanem Herzklopfen, Neigung zu emotionalem Ungleichgewicht, Unruhe, Hysterie und Schlafstörungen durch innere Hitze verwendet werden. Bei diesen Zuständen sollte man regelmäßig Weizentee trinken. Viele Menschen reagieren allergisch auf Weizen, meistens aber nur auf Produkte aus Weizen-Auszugsmehl, nicht aber auf ganzen Weizen, wenn er über Nacht eingeweicht und lange genug gekocht wurde. Das sollte man bei der Zubereitung von Ganzkorn-Weizen immer tun, denn er ist sehr hart. Wenn man Blähungen davon bekommt, sollte man andere Getreidesorten benutzen, denn Weizen ist am schwersten verdaulich.
Menschen mit Übergewicht und Tendenz zu Schleim und Feuchtigkeitsansammlungen sollten vorsichtig mit Weizen sein oder ihn meiden, da er Yin-aufbauend ist. Weizenschrot und -mehl sollten nach dem Mahlen baldmöglichst verwendet werden: Beide werden sehr schnell ranzig und können so Auslöser für allergische Reaktionen sein.

Weizentee

- *Zutaten:* Weizen, Wasser, Gerstenmalz.
- *Zubereitung:* Weizen und Wasser in einem Verhältnis von 1:8 etwa 30 Minuten lang kochen.
  Den Weizen absieben und für eine Mahlzeit aufbewahren.
  Den Tee nach Geschmack mit etwas Gerstenmalz süßen.
- *Wirkung:* Scheidet überschüssige Hitze aus, fördert den Schlaf. Gerstenmalz stärkt das Qi des Herzens.
- *Empfehlung:* Täglich einen halben Liter davon trinken.

Dinkel ist eine Weizenart, die aber eine wesentlich weichere Schale hat und deshalb leichter bekömmlich ist als Weizen. Dennoch sollte Dinkel, wie auch Grünkern, ebenfalls vor dem Kochen einige Stunden eingeweicht werden. Dinkel ist süß, neutral bis leicht erfrischend, stärkt die Mitte und wirkt auf die Organe der Wandlungsphase Holz. Bekannt wurde Dinkel in den letzten Jahren durch die Schriften der Hildegard von Bingen, einer Heilerin aus dem 12. Jahrhundert. Sie lobt den Dinkel als das bekömmlichste Getreide von allen. Besonders an Dinkel ist, dass er im Gegensatz zu Weizen nur selten allergische Reaktionen hervorruft und dass er das Leber-Blut nährt.

Grünkern ist unreif geernteter und über dem Holzfeuer gedarrter Dinkel. Er ist deshalb thermisch wärmer als Dinkel, hat sonst aber eine sehr ähnliche Wirkung. Er sollte ebenfalls vor dem Kochen einige Stunden eingeweicht werden. Beide Getreide wirken besonders auf Leber und Gallenblase. Deshalb können sie für eine entgiftende Getreidekur verwendet werden. Grünkern wird wegen seines aromatischen und nussigen Geschmacks vor allem für die Zubereitung von Eintöpfen und Suppeneinlagen geschätzt.

Buchweizen ist eigentlich kein Getreide, sondern ein Busch aus der Familie der Knöterichgewächse. Er ist süß, neutral bis leicht kühl und wirkt auf Milz, Magen und Darm. Er wirkt Feuchtigkeit entgegen und wird deshalb bei Durchfall und weißem Ausfluss gegeben. In alten Texten wird darauf hingewiesen, dass er in großen Mengen genossen Schwindel und Verdauungsstörungen hervorrufen kann.

Trocken geröstet ist Buchweizen als *Kasha* bekannt. Nach dem Röstvorgang wirkt es alkalisierend auf das Säure-Basen-Verhältnis ein und ist nun erwärmend für den Organismus. Deshalb ist Kasha in kalten Regionen, wie in Polen und Russland, weit verbreitet.

Polenta ist Maismehl. Man kann grobe oder auch feine Polenta kaufen; die feine ist in wenigen Minuten gar. Mais gehört zwar nicht zu den Getreidesorten, ist aber dennoch äußerst nahrhaft und besonders leicht bekömmlich. Polenta ist süß und neutral. Sie stärkt das Qi des Magens und kann daher bei Appetitlosigkeit gegeben werden. Bei Gedunsenheit und Ödemneigung wirkt sie harntreibend.

Süße Getreidesuppen

Süßer Reis-Hirse-Brei

- *Zutaten:* Hirse, Reis, Zimt, säuerliche Äpfel, Kakao, Vanille, evtl. Nüsse, Rosinen, Honig, Vorzugsmilch oder Sahne.
- *Zubereitung:*

E Hirse ohne Fett rösten, bis sie duftet;
Reis zugeben, kurz weiterrösten;
M Zimt und
W lauwarmes Wasser zugeben und alles nach Grundrezept weich kochen;
H Äpfel,
F eine Prise Kakao,
E Vanille und evtl. einige Nüsse oder Rosinen zugeben;
vor dem Servieren mit Honig süßen;
etwas Vorzugsmilch oder Sahne am Schluss zugeben, wenn keine Schleimproblematik besteht.

- *Variante:* Man kann das Getreide am Tag vorher rösten und über Nacht weichen lassen, dann ist es morgens sehr schnell weich. Oder man kocht es nach Congee-Grundrezept vor.
- *Wirkung:* Nährt Blut und Qi; hilft überschüssige Feuchtigkeit umzuwandeln; stärkt das Gewebe.

Gerstenbrei

- *Zutaten:* Vollkorngerste, frische Pflaumen, Butter, Gerstenmalz.
- *Zubereitung:* Die Gerste zu grobem Schrot mahlen und trocken anrösten. Heißes Wasser aufgießen und bei wenig Hitze zu einem Brei quellen lassen.
  Am Ende Pflaumen, etwas Butter und Süßmittel zugeben.
- *Variante:* Wenn es morgens schnell gehen soll, kann man an Stelle von Schrot Gerstenflocken verwenden.
- *Wirkung:* Stärkt das Qi von Milz und Magen, nährt das Blut.

Wärmender Haferflockenbrei

- *Zutaten:* Grobe Vollkornhaferflocken, getrocknete Feigen und Datteln, Zimt oder Sternanis, frischer Ingwer, Walnüsse, Ahornsirup.
- *Zubereitung:* Trockenfrüchte einweichen. Haferflocken trocken anrösten; Trockenfrüchte, Zimt oder Sternanis, etwas geriebenen Ingwer dazugeben und alles mit Wasser zu einem Brei kochen.
  Mit Ahornsirup süßen. Walnüsse rösten und vor dem Servieren darüberstreuen.
- *Wirkung:* Erwärmt und stärkt das Abwehr-Qi. Eignet sich gut für die kalte Jahreszeit.

Roggen-Reis-Brei mit Kirschen

- *Zutaten:* Roggen, Rundkornreis, Cashewnüsse, Zimt, Zitronen- oder Limettensaft, frische Kirschen, Ei, beliebiges Süßmittel.
- *Zubereitung:*

F Roggen schroten und ohne Öl im Topf rösten;
in kochendes Wasser einstreuen und über Nacht einweichen;
am nächsten Tag den Roggen
E mit einigen Cashewnüssen, Reis,
M Zimt und
W Wasser 30 Minuten köcheln;
dann Flamme klein stellen und den Brei quellen lassen, bis das Getreide weich ist;
H einen Spritzer Zitrone oder Limette zufügen;
F entkernte Kirschen,
E Eigelb und steif geschlagenen Eischnee unterheben;
nach Bedarf süßen.

- *Wirkung:* Stärkt das Qi von Milz und Herz; nährt das Blut.

Dinkelschrotsuppe für den Sommer

- *Zutaten:* Dinkel, Pfirsiche, Honigmelone, Dickmilch, Ahornsirup, evtl. Pfefferminzblätter.
- *Zubereitung:* Dinkel schroten und einweichen. Mit viel Wasser zu einer Suppe weich köcheln. Pfirsich- und Melonenstückchen und Dickmilch unter das warme Getreide heben, mit Ahornsirup süßen und evtl. mit einigen Pfefferminzblättern garnieren.
- *Wirkung:* Wegen der erfrischenden Thermik dieses Rezeptes nährt es Blut und Säfte und entspannt das Qi der Leber.

Weizengrießbrei

- *Zutaten:* Weizenvollkorngrieß, Butter, frische Birnen und Äpfel (süße), Datteln, Zimt, unbehandelte Zitrone, Süßmittel.
- *Zubereitung:*

E Butter ganz sanft schmelzen;
Birnen, Äpfel und Datteln mild dünsten;
M eine kleine Prise Zimt,
W Wasser,
H einen Spritzer Zitrone zugeben;
Weizengrieß einstreuen;
F kurz aufkochen und dann quellen lassen;
E am Ende nach Bedarf süßen.

- *Variante:* Man kann ebenso Dinkelgrieß oder Polenta verwenden.
- *Wirkung:* Nährt Blut und Säfte.

Polentabrei

Polenta kann genauso zubereitet werden wie Weizengrieß. Sie stellt eine angenehme Abwechslung zu Getreide dar und ist auch bei Kindern beliebt.

Salzige Getreidesuppen

Deftige Hirsesuppe

- *Zutaten:* Hirse, Karotten, Pastinaken, Zwiebeln, Olivenöl, Muskat, Pfeffer, Salz, frische Kräuter, Ei.
- *Zubereitung:* Hirse separat vorkochen. Karotten und Pastinaken raspeln und mit Zwiebeln in Olivenöl andünsten. Mit Muskat, Pfeffer und Salz würzen, Wasser aufgießen und vorgekochte Hirse zugeben. Am Ende Kräuter und ein Ei einrühren.
- *Variante:* Zu der Hirse etwas Amaranth beimengen.
- *Wirkung:* Kräftigt das Qi von Milz und Magen; nährt das Blut.
- *Empfehlung:* Man kann für die Hauptmahlzeiten immer etwas mehr Hirse zubereiten, um sie als Grundstock für ein Frühstück oder eine Suppe am Abend vorrätig zu haben.

Gerstenschrotsuppe

- *Zutaten:* Vollkorngerste, Salz, frischer Ingwer, Olivenöl, Petersilie.
- *Zubereitung:* Gerste in der Pfanne trocken rösten, anschließend zu Schrot mahlen und mit Wasser, etwas Salz und Ingwer zu einem Brei kochen. Vor dem Servieren Öl und Petersilie unterheben.
- *Variante:* Man kann dem Gericht noch einen besseren Geschmack verleihen, wenn man es mit vorbereiteter Gemüse- oder Fleischbrühe kocht (siehe entsprechende Grundrezepte in späteren Kapiteln).
- *Wirkung:* Wirkt neutral bis leicht erwärmend und entspannt den Qi-Fluss. Hilft bei Appetitlosigkeit und Durchfall durch Milz-Schwäche. Bei schwachem Milz-Qi sollte man häufig salzige Suppen zum Frühstück essen, da der salzige Geschmack die Milz stärkt.

Gersten-Gemüse-Suppe

- *Zutaten:* Vollkorngerste, Shiitakepilze, Zwiebel, Cumin, Sonnenblumenöl, Stangensellerie, frische grüne Erbsen, Tomaten, Karotten, Stangenbohnen, Salz, Pfeffer, Petersilie, Butter.

- *Zubereitung:* Gerste am Abend einweichen. Am nächsten Tag die Pilze separat einweichen. Zwiebel und Cumin in Öl bräunen, dann mit Wasser aufkochen. Das Gemüse, etwas Salz, die Gerste und die Shiitakepilze hinzufügen und alles zu einer dicken Suppe weich kochen. Am Ende mit Pfeffer, Petersilie und etwas Butter abschmecken.
- *Wirkung:* Sehr nährendes Gericht; stärkt Qi und Blut.

Herzhaftes Winterfrühstück

- *Zutaten:* Haferschrot, frischer Ingwer, Salz, frische Frühlingszwiebel oder Lauchstange, Ei, Butter, Sojasoße.
- *Zubereitung:* Haferschrot über Nacht einweichen. Am Morgen mit etwas Ingwer, Salz und einer Frühlingszwiebel oder Lauch aufkochen und dann quellen lassen, bis der Brei weich ist. Vor dem Servieren ein ganzes Ei unter den Brei mengen, einen Stich Butter zugeben und nach Geschmack mit etwas Sojasoße würzen.
- *Wirkung:* Stärkt die Abwehrkräfte und erwärmt; hilft bei Qi- und Yang-Leere.
- *Empfehlung:* Besonders geeignet für die kalte Jahreszeit.

Dinkelsuppe mit Gemüse

- *Zutaten:* Dinkel, Bratöl, Zwiebel, Karotten, Stangensellerie, Pfeffer, Muskat, Salz, Tomaten, Petersilie, Rosmarin, Olivenöl, Pilze, Knoblauchzehe.
- *Zubereitung:* Dinkel einweichen und vorkochen;

E Bratöl erhitzen und Zwiebel glasig dünsten;
Karotten, Sellerie,
M Pfeffer, Muskat,
W Salz zugeben und 10 Minuten dünsten;
H Tomaten, Petersilie,
F Rosmarin,
E Olivenöl, Pilze zugeben und weiterdünsten;
den gekochten Dinkel und
M Knoblauchzehe hinzufügen;
W mit Wasser aufgießen und alles weich köcheln.

- *Wirkung:* Sehr nahrhaftes Gericht; stärkt das Qi der Mitte.

Grünkernschrotsuppe

- *Zutaten:* Grünkern, Salz, Muskat, Nelke, Lorbeer, Rosmarin, Butter, Pecorino (italienischer Schafskäse).
- *Zubereitung:* Grünkern schroten und in genügend Wasser weich kochen. Salz und Gewürze zugeben und weiterziehen lassen. Am

Ende großzügig Butter und zerbröselten Pecorino-Käse einrühren.

- *Wirkung:* Leicht erwärmendes Gericht; sehr nahrhaft.
- *Empfehlung:* Geeignet für die kalte Jahreszeit.

Russisches Kasha

- *Zutaten:* Buchweizen oder schon fertig geröstetes Kasha, Weißkohl, Muskat, Salz oder Sojasoße, Petersilie, Rosmarin, Butter.
- *Zubereitung:* **F** Buchweizen trocken goldgelb rösten; kochendes Wasser zugießen, kurz aufkochen und dann quellen lassen, bis er weich ist;

  E Weißkohl fein raspeln und unterheben;

  M mit Muskat,

  W etwas Salz oder Sojasoße würzen;

  H am Schluss etwas Petersilie,

  F Rosmarin

  E und Butter hinzufügen.
- *Wirkung:* Stärkt das Qi von Milz, Magen und Darm; wirkt leicht erwärmend.

Herzhafter Polentabrei

- *Zutaten:* Polenta, Frühlingszwiebeln, frischer Ingwer, Muskat, Salz, Olivenöl.
- *Zubereitung:* Polenta in kochendes Wasser einrühren und quellen lassen. Frühlingszwiebeln, geriebenen Ingwer, Muskat, Salz und Olivenöl zugeben und weiterziehen lassen.
- *Wirkung:* Stärkt Milz und Magen; fördert das Wasserlassen; harmonisiert das Leber-Qi.

Hülsenfrüchte

Man sagt, Hülsenfrüchte seien das Getreide des Wasserelementes. Wie bei Getreide ist in ihnen als Samen der Pflanze sehr viel Energie gespeichert, und sie haben einen hohen Anteil an Vitaminen und Mineralstoffen. Im Vergleich zu Getreide haben sie nicht nur eine Wirkung auf die Milz, sondern stärken vor allem auch die Niere. Viele Bohnen haben ja eine Nierenform, was nach der Signaturlehre der westlichen Pflanzenheilkunde ein Hinweis auf die Wirkung der Pflanze ist. Hülsenfrüchte fördern die Wasserausscheidung und stärken die Gehirnfunktionen. Sie haben eine neutrale bis kühlende Thermik und schmecken süß. Dennoch werden sie im Folgenden beim Zykluskochen dem Wasserelement zugeordnet, um ihrer Wirkung auf die Niere Rechnung zu tragen.

Im Vergleich zu tierischem Eiweiß werden die in Hülsenfrüchten enthaltenen Proteine manchmal als zweitklassig angesehen, da sie nicht alle Aminosäuren enthalten. In Kombination mit Vollkorngetreide jedoch ergänzen sich die Eiweiße der beiden Nahrungsmittel ideal, so dass auch ohne Fleischkonsum der Eiweißbedarf gedeckt werden kann. Dazu muss aber ein hoher Anteil der Nahrung aus diesen beiden Komponenten bestehen, wie es in vielen Ländern üblich ist. In Mexiko ist die beliebteste Mischung Rote Bohnen mit Polenta, in Indien Reis mit Dal, in der ayurvedischen Medizin sind verschiedene Arten von Kichadis – einem Mahl aus Reis und Bohnen – wichtige heilende Gerichte.
Viele traditionelle Mahlzeiten aus Hülsenfrüchten werden mit viel Öl zubereitet oder mit sehr öligen Speisen kombiniert. Diese gängige Kochweise gleicht die austrocknende Wirkung der Hülsenfrüchte aus. Dies sollte von dünnen, zu Trockenheit neigenden Menschen bedacht werden (besonders bei Adzukibohnen). Auch das Hinzufügen von Algen oder Meersalz hilft hierbei.
Trotz der vielen positiven Eigenschaften der Hülsenfrüchte haben viele Menschen Schwierigkeiten bei deren Verdauung. Essen Sie deshalb regelmäßig, aber wenig Hülsenfrüchte. Adzukibohnen, Schwarzaugenbohnen, Linsen und Mungbohnen sind am leichtesten zu verdauen und können häufig gegessen werden. Nierenbohnen, Kichererbsen und Butterbohnen (Limabohnen) sollten nur gelegentlich gegessen werden, da sie schwerer verdaulich sind. Gelbe und Schwarze Sojabohnen sind am schwersten verdaulich, während der aus der Sojabohne hergestellte Tofu und alle anderen Sojaprodukte leicht sind.

Hülsenfrüchtesorten
Mungbohnen sind süß, kühl, nähren das Leber-Yin und werden wegen ihrer Wirkung auf die Niere – wie alle Hülsenfrüchte – der Wandlungsphase Wasser zugeordnet. Im *»Nei Jing«* – dem »Klassiker des Gelben Kaisers zur Inneren Medizin« – sind sie als Heilmittel gegen Hitze in Herz und Magen erwähnt. Sie fördern die Wasserausscheidung, entgiften, lösen Schwellungen auf und wirken der erhitzenden Wirkung von heißen Gewürzen entgegen. In Hongkong werden sie im Sommer gegessen, um den Körper zu kühlen.
Adzukibohnen sind in ganz Asien in Form süßer Pasten zum Füllen von Teigbällchen, aber auch in Suppen beliebt. In Südostasien werden Adzukibohnen mit Schwarzem Klebreis serviert.
Sie sind süß, sauer und neutral, kräftigen Milz, Herz und Niere, fördern die Milchbildung, leiten Feuchtigkeit aus, entgiften und beseitigen Hitze und Schwellungen. Im *»Nei Jing«* wird davor gewarnt, dass dünne Leute mit trocke-

ner Haut zu viele Adzukibohnen essen, da sie auch eine austrocknende Wirkung auf den Körper haben.

Adzukibohnensaft

- *Zutaten:* Adzukibohnen, Wasser.
- *Zubereitung:* Bohnen über Nacht einweichen. Das Einweichwasser wegschütten. Die Bohnen mit Wasser im Verhältnis 1:5 eine Stunde kochen. Den Saft abseihen und als Tee trinken. Die Bohnen für eine Mahlzeit aufbewahren.
- *Variante:* Das gleiche Rezept mit Schwarzen Sojabohnen kochen.
- *Wirkung:* Adzukibohnensaft stärkt Milz und Niere, ist gut für die Milchbildung und leitet überschüssige Feuchtigkeit bei Gedunsenheit aus.
- *Empfehlung:* Zweimal täglich ½ Stunde vor dem Essen warm trinken.

Rote Nierenbohnen sind süß, kühl und nähren das Yin von Herz und Niere. Sie stärken die Milz, wandeln Feuchtigkeit um und fördern die Ausscheidung von überschüssigen Flüssigkeiten. Man verbindet sie wohl am meisten mit der mexikanischen Küche.

Weiße Butterbohnen oder *Limabohnen* sind süß und kühlend. Ihrer weißen Farbe entsprechend wirken sie befeuchtend auf Lunge und Haut, machen sie geschmeidig und glatt. Sie neutralisieren eine Übersäuerung im Körper – ebenso wie Sojabohnen.

Gelbe Sojabohnen haben unter den Hülsenfrüchten eine Sonderstellung. Sie enthalten hochwertiges Eiweiß mit fast allen lebenswichtigen Aminosäuren, dazu viel Eisen und an essenziellen Fettsäuren reiche Öle. Da sie aber im Ganzen schwer verdaulich sind, werden sie in Asien schon lange zu Sojaprodukten wie Tofu, Miso, Sojasoße und Sojamilch weiterverarbeitet.

Gelbe Sojabohnen sind süß, thermisch neutral und stärken die Mitte.

Zu *Tofu* (Sojaquark) verarbeitet, wirkt Soja erfrischend. Wenn man diesen Effekt nicht haben möchte, muss man Tofu mit erwärmenden Zutaten mischen oder ihn braten. Sehr geeignet ist Tofu auch als Ergänzung zu klaren Fleisch- und Gemüsebrühen.

Auch *Sojamilch* ist kühlend und sollte nicht im Übermaß getrunken werden. Vor 2800 Jahren wurde die Sojabohne zum ersten Mal in einem chinesischen Text als Heilmittel beschrieben. Wegen ihres hohen Proteingehaltes wird sie

auch als »das Rind Chinas« bezeichnet. Bepflanzt man ein Stück Land mit Sojabohnen, so enthält der Ertrag etwa zwanzigmal mehr Proteine als durch die Ergebnisse einer Rinderzucht auf derselben Fläche.
Schwarze Sojabohnen sind süß und neutral. Sie stärken Milz und Niere, und sie sind besonders empfehlenswert bei Symptomen, die mit einer Nieren-Yin-Leere zu tun haben.
Schwarzaugenbohnen kommen ursprünglich aus Afrika, wo sie wild wachsen. Sie sind weich, leicht und schon nach kurzer Zeit gar. Daher eignen sie sich besonders für ein schnelles Mahl. In den ländlichen Gegenden Chinas kochen die Bauern einen Eintopf aus Vollkornreis und Schwarzaugenbohnen. Man kann dieses Gericht – ebenso wie viele andere auch – in einer Thermosflasche mit in die Arbeit nehmen (siehe Rezept »Schwarzaugenbohnen-Eintopf«). Die Schwarzaugenbohnen sind süß, neutral und stärken Magen und Niere.
Kichererbsen oder *Garbanzobohnen* sind süß und neutral. Sie wirken stärkend auf Milz, Magen und auch das Herz, worauf man aus ihrer leichten Herzform schließt. Es gibt viele in Farbe und Form verschiedene Sorten. In Frankreich bekommt man eine etwas größere Sorte, welche wohl auch die bekannteste ist. In Asia-Shops erhält man den in Asien sehr viel verwendeten *Channa-Dal,* eine halbierte kleinere Kichererbsenart.
Es gibt natürlich noch zahlreiche weitere Bohnensorten. Am bekanntesten sind vielleicht die *gesprenkelten Sorten (Pintobohnen)*
Linsen sind schneller gar als Bohnen, sollten aber auch wenigstens einige Stunden eingeweicht werden. Sie sind sehr eisenhaltig und nahrhaft. In Indien werden über 50 in Form und Farbe verschiedene Sorten angebaut und zu Dal, indischer Linsensuppe, verarbeitet. Linsen sind zumeist süß und neutral; sie sind gut für die Blutzirkulation und stärken Herz und Niere. Lassen Sie sich von der Vielfalt der angebotenen Sorten inspirieren. Viele erhält man in Naturkostläden, andere auch in Asia-Shops oder Läden für italienische Spezialitäten.
Erbsen sind gut für Milz und Magen und fördern das Wasserlassen. Sie sind eine hervorragende Quelle für Vitamin B und wurden deshalb früher bei Beri-Beri, einer Vitamin-B-Mangelerkrankung, gegeben.

Hinweise zur Zubereitung von Hülsenfrüchten

• Geben Sie das Salz erst in den letzten 15 Kochminuten zu, auf keinen Fall von Anfang an, sonst werden die Hülsenfrüchte niemals weich.
• Verwenden Sie entblähende Gewürze wie Fenchel, Cumin, Ingwer und Koriander.

- Kochen Sie ein Stück Kombu-Alge mit, das verbessert den Geschmack und macht die Hülsenfrüchte leichter verdaulich.
- Nehmen Sie nach dem ersten Aufkochen für 10–20 Minuten den Deckel vom Topf, um das Entweichen von Gasen zu ermöglichen.
- Bei Linsen sollte man am Anfang zwei- bis dreimal den entstehenden Schaum abschöpfen.
- Weichen Sie Hülsenfrüchte immer ein, am besten über Nacht. Wechseln Sie das Einweichwasser ein- oder zweimal, und verwenden Sie es nicht zum Kochen, wenn die anderen Hinweise nicht genügt haben, um Blähungen zu verhindern.
- Vergessen Sie nicht, gut zu kauen.
- Wenn die Verdauungsprobleme bleiben, hilft es auch, kurz vor Ende des Kochens etwas Essig zuzugeben, da dieser die schwer verdaulichen Proteinketten aufbricht.

Diese Kochhinweise gelten für alle folgenden Rezepte. Probieren Sie selbst, wie viele Sie davon beachten müssen, um die Hülsenfrüchte gut verdauen zu können.

Süße Suppen aus Hülsenfrüchten

Süße Suppe mit Mungbohnen und Jakobstränen

- *Zutaten:* Mungbohnen, Jakobstränen, Salz, Gerstenmalz.
- *Zubereitung:* Mungbohnen über Nacht einweichen. Am nächsten Tag Jakobstränen (vgl. Teil 3 »Jakobstränen«) waschen und zu den Mungbohnen geben. Mit genug Wasser alles weich kochen. Etwas Salz zugeben und weitere 15 Minuten kochen. Am Schluss den Brei mit Gerstenmalz süßen und heiß servieren.
- *Wirkung:* Dieses Rezept eignet sich für Menschen mit überhitztem Blutsystem und vor allem für Kinder, die den süßen Geschmack bevorzugen und brauchen, um ihre Mitte zu stärken. Wenn Kinder im Sommer zu viel Sonne abbekommen haben oder Jugendliche unter Akne leiden, ist die süße Mungbohnensuppe besonders geeignet.
- *Variante:* Bei schwacher Konstitution und nur kurzfristiger Hitzesymptomatik sollte man das Rezept mit etwas frischem Ingwer kochen.
- *Empfehlung:* Je mehr Wasser man verwendet, umso erfrischender und stärker Yin-nährend wirkt das Gericht.

Jakobstränen (lat.: Semen Coicis, chin.: Yi Yi Ren) sind im Kräuterversandhandel erhältlich (Adressen siehe Anhang).

Adzukibohnen-Reis-Suppe

- *Zutaten:* Adzukibohnen, Rundkornreis, Ursüße.
- *Zubereitung:* Eingeweichte Adzukibohnen und Rundkornreis im Verhältnis 4:1 so lange bei kleiner Hitze in Wasser kochen, bis ein dünner Brei entstanden ist. Nach Bedarf süßen; eventuell pürieren.
- *Wirkung:* Dieses Rezept kräftigt Niere, Milz und Magen und ist besonders für Mütter mit zu wenig Milchfluss auf Grund von Qi- und Blut-Leere geeignet.

Rote-Bohnen-Suppe mit Lotossamen

- *Zutaten:* Rote Nierenbohnen, Lotossamen, unbehandelte Orangenschale, Süßmittel.
- *Zubereitung:* Bohnen über Nacht einweichen. Getrocknete Lotossamen 1½ Stunden in heißem Wasser einweichen. Eingeweichte Bohnen mit etwas Orangenschale eine Stunde köcheln. Die Lotossamen zugeben und eine weitere Stunde köcheln. Nach Bedarf mit Palmzucker, Honig, Gerstenmalz oder Ursüße abschmecken.
- *Wirkung:* Lotossamen (vgl. Teil 3 »Lotossamen«) stärken das Qi von Milz, Herz und Niere.
  Sie sollten aber bei Stagnationsbeschwerden im Mittleren Erwärmer (Völlegefühl) gemieden werden, da sie ebenso wie Nüsse schwer verdaulich sind.
- *Empfehlung:* Dies ist ein bei Kindern sehr beliebtes Gericht. Lotossamen (lat.: Semen Nelumbinus, chin.: Lian Zi) sind im Kräuterversandhandel erhältlich (Adressen siehe Anhang).

Süßer Channa-Dal

- *Zutaten:* Channa-Dal (gelbliche, runde Kichererbsensorte; erhältlich in vielen Asia-Shops) oder halbierte gelbe Schälerbsen, Lorbeer, Tomaten, Butter, Sonnenblumenöl, Cumin, frischer Ingwer, Salz, Kokosraspeln, Ursüße, Melasse.
- *Zubereitung:* Dal einweichen, in kochendes Wasser mit Lorbeer geben und 30–40 Minuten weich köcheln. Tomaten und etwas Butter dazugeben. In einem separaten Topf Öl erhitzen, Cumin darin rösten. Geriebenen Ingwer, etwas Salz und Kokosraspeln zugeben und weiterrösten.
  Diese Mischung sowie Ursüße und Melasse in den heißen Dal geben

und weitere 5 Minuten köcheln lassen.
- *Wirkung:* Stärkt Milz und Niere.

Süßer Brei aus Schwarzen Sojabohnen

- *Zutaten:* Schwarze Sojabohnen, Gerstenmalz, Sojamilch.
- *Zubereitung:* Bohnen einweichen, kochen und pürieren.

Vor dem Servieren Süßmittel und Sojamilch zugeben.
- *Variante:* Man kann den Brei auch mit Reissuppe »strecken«.
- *Wirkung:* Nährt das Yin der Niere; erzeugt Säfte; stärkt die Stimme.

Salzige Suppen aus Hülsenfrüchten

Mungbohnen-Eintopf

- *Zutaten:* Mungbohnen, Sonnenblumenöl, Amaranth, Fenchelsamen, Cumin, Korianderpulver, Basmatireis, frischer Ingwer, Kombu-Alge, Salz, frische Petersilie oder Koriandergrün.
- *Zubereitung:* Mungbohnen über Nacht einweichen;

F in einem heißen Topf
E Sonnenblumenöl erhitzen; Amaranth, Fenchelsamen,
M Cumin und Koriander einrühren und kurz anrösten;
E Basmatireis,
M etwas Ingwer und
W Mungbohnen zugeben und kurz rösten;
Wasser aufgießen und alles aufkochen;
ein Stück Kombu-Alge und Salz hineingeben;
1–1½ Stunden köcheln;
H mit Petersilie oder Koriander grün garnieren

(Koriandergrün gehört eigentlich zum Element Metall, aber wegen der grünen Farbe kann man es hier als Vertreter der Wandlungsphase Holz gelten lassen).
- *Wirkung:* Leitet überschüssige Hitze aus; ist sehr nahrhaft.

Schwarzaugenbohnen-Eintopf

- *Zutaten:* Schwarzaugenbohnen, Reis.
- *Zubereitung:* Bohnen über Nacht einweichen. In einem Verhältnis von 1:2 die Bohnen mit dem Reis zusammen weich köcheln.

Je nachdem, wie heiß die Flamme ist und wie dünn das Gericht sein soll, muss mehr Wasser hinzugefügt werden.
- *Variante:* In Öl angebratene Gemüse wie Karotten, Sellerieknolle, Zwiebeln oder Lauch dazugeben.
- *Wirkung:* Stärkt Milz und Niere; ist sehr nahrhaft.

Italienische Gemüse-Bohnen-Suppe

- *Zutaten:* Weiße Butterbohnen, gesprenkelte Bohnen (Pintobohnen), Zwiebel, Karotten, Sellerieknolle, Bratöl, Tomate, Weißkohl, Endiviensalat, Salz, Pfeffer, Olivenöl.
- *Zubereitung:* Bohnen einweichen und kochen. Zwiebel, Karotten und Sellerie in Bratöl andünsten. Tomaten und Wasser dazugeben und alles 30 Minuten köcheln. Weißkohl und Endiviensalat sowie die gekochten Bohnen hineingeben und mit Salz, Pfeffer und Olivenöl abschmecken.
- *Wirkung:* Ist nahrhaft; stärkt Milz und Niere; befeuchtet die Haut.

Bunte toskanische Bohnensuppe

- *Zutaten:* Verschiedene Bohnen, Kichererbsen und Linsen, Stangensellerie, getrocknete Tomaten, Fenchelsamen, Salz, Pfeffer, Knoblauch, Olivenöl.
- *Zubereitung:* Hülsenfrüchte einweichen, kochen und pürieren. Gemüse, Gewürze und Öl zugeben und alles 30 Minuten sanft garen.
- *Variante:* Esskastanien (Maronen) geben dem Gericht noch eine speziell italienische Note.
- *Wirkung:* Stärkt Milz und Niere; leitet Feuchtigkeit aus.

Indische Dalsuppe

- *Zutaten:* Linsen, Sesamöl, Karotte, Zwiebel, frischer Ingwer, Salz oder Sojasoße, Petersilie, frischer Thymian oder Basilikum.
- *Zubereitung:* Linsen über Nacht einweichen;

F in einen heißen Topf
E Öl geben;
Karotte, Zwiebel,
M etwas Ingwer andünsten;
W Linsen zugeben und weich kochen;
Salz oder Sojasoße zugeben und weitere 10 Minuten kochen;
H vor dem Servieren Petersilie unterheben;
F Thymian oder Basilikum darüberstreuen.

- *Variante:* Andere Kräuter wie Salbei, Rosmarin oder Liebstöckel ermöglichen eine Vielfalt von Geschmacksnuancen.
- *Wirkung:* Durch die erwärmenden Gewürze eignet sich dieses Gericht für kalte Tage oder für Menschen mit Qi- und Yang-Leere.

Linsen-Reis-Eintopf

- *Zutaten:* Linsen, Reis, Sesamöl, Karotte, Weißkohl, Cumin, Salz, Petersilie, Essig.

Zubereitung: Linsen einweichen;

F in einem heißen Topf

E Sesamöl erhitzen;
Karotte und Weißkohl andünsten;
Reis,

M eine Prise Cumin und

W Linsen dazugeben und aufkochen;
wenn die Linsen weich sind, Salz zugeben;

H mit etwas Essig abschmecken und mit Petersilie garnieren.

Variante: Im Sommer kann man das Cumin weglassen und frische grüne Erbsen, Chinakohl oder Stangensellerie dazunehmen.

Wirkung: Stärkt Milz und Niere; ist sehr nahrhaft.

Dicke Erbsensuppe für den Winter

Zutaten: Erbsen, Sesamöl, Zwiebel, frischer Ingwer, Kümmel, Haferschrot, Salz, Petersilie.

Zubereitung: Erbsen vorher einweichen;

F in einem heißen Topf

E Sesamöl, Zwiebel,
etwas Haferschrot,

M Ingwer und Kümmel andünsten;

W Erbsen zugeben und 2–3 Stunden köcheln;
am Schluss Salz zugeben;

H mit Petersilie garnieren.

Wirkung: Stärkt die Niere und das Abwehr-Qi; erwärmt.

Gemüse

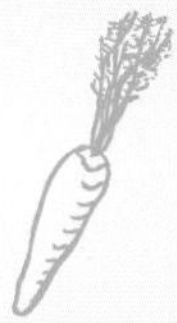

Der Anblick von vollen Gemüseständen am Wochenmarkt ist etwas Wunderbares. Gekochtes Gemüse sollte etwa 20% der Nahrung ausmachen. Idealerweise verwendet man ganz frisches Gemüse und wenn möglich kontrolliert biologisch angebautes. Einheimisches Gemüse der Saison deckt die mit den klimatischen Verhältnissen verbundenen Bedürfnisse des Körpers am besten ab und sollte deshalb bevorzugt werden. In den kalten Jahreszeiten wärmen einheimische Gemüse wie Karotten, Pastinaken, Rosenkohl, Fenchel, Lauch und Zwiebeln den Körper besser als importierte Sommergemüse.

Allgemein ist Gemüse kühlender und stärkt daher die Säfte mehr als Getreide, Hülsenfrüchte und Nüsse, da es wesentlich mehr Wasser enthält. Dennoch unterscheidet man auch bei Gemüse warme, neutrale und kühlende Sorten.

Wärmende Gemüsesuppen

Die thermisch warmen Gemüse eignen sich für Personen mit Qi- und Yang-Mangel oder für die kalte Jahreszeit, um den Körper vor der Kälte zu schützen. Aus den warmen Gemüsesorten kann man vegetarische Winterkraftbrühen herstellen, die als Grundlage für eine Vielfalt von Rezepten verwendet werden können.

Wärmendes Grundrezept für eine Gemüsekraftbrühe

Zutaten: Petersilie, Wacholderbeeren, Karotte, Sellerieknolle, Zwiebel, frischer Ingwer, Lauch, Nelke, Liebstöckel, Lorbeer, Zimtrinde, Salz.

Zubereitung:

W Wasser mit
H Petersilie
F zum Kochen bringen; Wacholderbeeren,
E Karotte, etwas Sellerie, separat angebräunte Zwiebelhälfte,
M Ingwer, Lauch, Nelke, Liebstöckel, Lorbeer, etwas Zimtrinde und
W Salz zugeben und alles 2–4 Stunden köcheln;

durch ein Tuch abseihen; das ausgekochte Gemüse wegwerfen, da es nach dem langen Auskochen kein Qi mehr enthält; die Brühe als Suppengrundlage weiterverwenden.

Allgemeine Empfehlungen für die Zubereitung und Weiterverwendung von Gemüsebrühen:

• Verwenden Sie zum Kochen einer Grundbrühe jeweils nur etwas von den angegebenen Gemüsen. Den anderen Teil des Gemüses geben Sie später frisch zur vorbereiteten Brühe. Auf diese Weise können Sie schnell eine schmackhafte Suppe zubereiten.
• Gemüsebrühen wirken noch stärkender, wenn sie mit getrockneten chinesischen Kräutern gekocht werden, die Qi und Blut stärken (siehe Teil 3).
• Spätere Zubereitung einer Suppe: In einer Grundbrühe beliebiges Gemüse weich kochen und pürieren. Mit Kräutern, Salz, Gewürzen und eventuell süßer oder saurer Sahne abschmecken. Lassen Sie sich von der Gemüseliste im Anhang inspirieren.
• Gemüsebrühen halten sich im Kühlschrank einige Tage.

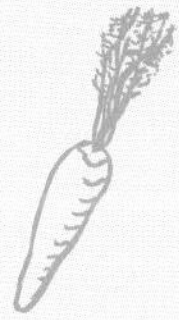

Wärmende Karottensuppe

Zutaten: Karotten, Walnussöl, Zwiebeln, Anis, Muskat, frischer Ingwer, Salz, evtl. Gemüse- oder Fleischbrühe, Petersilie.

Zubereitung:

F In einem heißen Topf
E Walnussöl erhitzen und Zwiebeln anbraten; Karotten darin dünsten;
M Anis, Muskat, etwas Ingwer,
W Salz hinzufügen und alles weiter anbraten; Wasser oder Gemüse- bzw. Fleischbrühe zugeben; alles weich kochen und dann pürieren;
H am Ende Petersilie unterheben.

Wirkung: Stärkt das Qi und wärmt das Yang.

Empfehlung: Eignet sich für die kalte Jahreszeit, vor allem, wenn man als Flüssigkeit zum Aufgießen Fleischbrühe verwendet.

Lauchsuppe

Zutaten: Lauch, Sesamöl, Zwiebel, Kartoffeln oder Süßkartoffeln, Muskat, frischer Ingwer, Salz oder Sojasoße, evtl. wärmende Gemüse- oder Fleischbrühe, Sauerrahm, geröstete Walnüsse.

Zubereitung:

F In einen heißen Topf
E Sesamöl geben und Zwiebel darin andünsten; einige Kartoffeln,
M Lauch, Muskat, etwas Ingwer zugeben und dünsten;
W Salz oder Sojasoße zufügen; alles in Wasser oder wärmender Gemüse- bzw. Fleischbrühe weich kochen und pürieren;
H mit etwas Sauerrahm kurz vor dem Servieren abschmecken;
F geröstete Walnüsse darüberstreuen.

Wirkung: Stärkt das Abwehr-Qi.

Empfehlung: Eignet sich für die kalte Jahreszeit.

Wärmende Kürbissuppe

Zutaten: Kürbis, Grünkern, Walnuss- oder Sesamöl, frischer Ingwer, Cumin, Koriander, Senfsamen, Salz, Curcuma, Sellerieknolle oder Pastinake, Pfeffer, evtl. wärmende Gemüse- oder Fleischbrühe, Petersilie, Kürbiskernöl.

Zubereitung: Grünkern schroten und einweichen;

E in Walnuss- oder Sesamöl
M Ingwer, Cumin, Koriander und Senfsamen anbraten;
W Salz,

H etwas Grünkernschrot,
F Curcuma,
E Kürbis, etwas Sellerie oder Pastinake,
M gemahlenen Pfeffer zugeben;
W mit Wasser oder wärmender Gemüse- bzw. Fleischbrühe aufgießen, weich kochen und pürieren;
zum Garnieren Petersilie und einen Schuss Kürbiskernöl darübergeben.
- *Wirkung:* Stärkt das Qi von Milz und Magen; nährt das Blut.

Neutrale Gemüsesuppen
Die neutralen Gemüsesorten sind für alle Konstitutionstypen geeignet. Beachten sollte man, dass die Zubereitungsart die thermische Wirkung der Nahrungsmittel beeinflusst. Das *Anbraten* von Gemüse führt zusätzlich Yang-Energie zu; dadurch werden neutrale Nahrungsmittel erwärmender. Werden Speisen *gekocht, gedämpft* oder *gedünstet,* so stärkt das die Yin-Energien im Körper wesentlich mehr, als wenn diese Nahrungsmittel roh gegessen werden.

Grundrezept für eine nahrhafte Gemüsebrühe

- *Zutaten:* Petersilie, Grünkern und Roggen, Karotte, Sellerieknolle, Zwiebel mit Schale, Kohlrabi, Liebstöckel, Salz.
- *Zubereitung:*

W Wasser,
H Petersilie, etwas Grünkern und
F Roggen zum Kochen bringen;
E Karotte, etwas Sellerie,
M Zwiebel, Kohlrabi, Liebstöckel und
W Salz hinzufügen und alles 2–3 Stunden köcheln;
abseihen und das ausgekochte Gemüse wegwerfen; die Brühe als Suppengrundlage weiterverwenden.
- *Allgemeine Empfehlungen:* siehe Seite 90 unten.

Grundrezept für eine leichte Gemüsebrühe

- *Zutaten:* Petersilie, Lorbeer, Eisbergsalat, Karotten, Stangensellerie, Sellerieknolle mit Grün, Zwiebel mit Schale, Weißkohl, Kohlrabi, ganze Pfefferkörner, Liebstöckel, Salz.
- *Zubereitung:*

W Wasser und
H Petersilie zum Kochen bringen;
F Lorbeer und Salat,

E Karotten, Stangensellerie und Sellerieknolle, eine separat gebräunte Zwiebel, Weißkohl,
M Kohlrabi, Pfeffer, Liebstöckel und
W Salz zufügen und alles 2–3 Stunden kochen;

Zutaten absieben und die Brühe für weitere Verwendung aufbewahren.

- *Allgemeine Empfehlungen:* siehe Seite 90 unten.

Feiner russischer Borschtsch

- *Zutaten:* Rote Bete, Sonnenblumenöl, Zwiebeln, Karotten, Sellerieknolle, Petersilienwurzel, Lauch, evtl. Gemüsebrühe nach beliebigem Grundrezept, Lorbeer, Wacholderbeeren, Muskat, Wirsing oder Weißkohl, Salz, Pfeffer, Kümmel, evtl. Rotwein, Sauerrahm, Dill.
- *Zubereitung:* Einige Rote Bete in Öl andünsten. In einem anderen Topf Zwiebeln, Karotten, Sellerie, Petersilienwurzel und Lauch gut anbraten. Etwas Wasser oder Brühe aufgießen; dann Lorbeer, Wacholderbeeren und Muskat zugeben und 15 Minuten köcheln lassen. Lorbeer entfernen und alles pürieren. Mehr Brühe separat erhitzen, die angedünsteten Roten Bete darin weich köcheln. Nach der halben Garzeit Wirsing oder Weißkohl zugeben und sanft ziehen lassen. Am Ende die pürierten Gemüse zugeben und alles mit Salz, Pfeffer, gemahlenem Kümmel und eventuell etwas Rotwein abschmecken. Im Teller mit etwas Sauerrahm und fein gehacktem Dill garnieren.
- *Wirkung:* Stärkt das Qi von Milz und Magen; nährt das Blut. Rote Bete stärken und besänftigen das Herz und unterstützen die Blutzirkulation.

Kohlrabisuppe

- *Zutaten:* Kohlrabi, Gemüsebrühe nach Grundrezept, Spinat, Zwiebel, Sonnenblumenöl, Muskat, Salz, Cayennepfeffer, Sauerrahm, Kerbel, Mandelblättchen.
- *Zubereitung:* Kohlrabi würfeln; in Brühe weich kochen und pürieren. Spinat und Zwiebel separat in Sonnenblumenöl andünsten; mit Muskat, Salz und etwas Cayennepfeffer würzen und zum Kohlrabi geben. Beides noch 5 Minuten ziehen lassen. Vor dem Servieren etwas Sauerrahm und Kerbel unterheben und gebräunte Mandelblättchen darüberstreuen.

- *Wirkung:* Nährt Qi und Yin der Lunge; zerstreut Stagnation von Qi.

Minestrone

- *Zutaten:* Buntes Gemüse nach Belieben, z.B. Stangensellerie, Karotten, Wirsing, grüne Bohnen, frische grüne Erbsen, Zucchini u.a.; getrocknete oder frische Steinpilze, Reis, Lorbeer, Zwiebel, Sonnenblumenöl, Salz, Tomaten, frischer Thymian und Basilikum, Parmesan.
- *Zubereitung:* Getrocknete Steinpilze einige Minuten einweichen. Reis in Wasser mit Lorbeer köcheln. Zwiebel separat in Öl und etwas Wasser glasig braten; Gemüse und Salz dazugeben und kurz mitbraten. Die Mischung zu dem Reis geben und leise weiterköcheln; Tomaten, einen kleinen Thymianzweig, Basilikum und Steinpilze dazugeben und noch kurz ziehen lassen. Mit Parmesan servieren.
- *Wirkung:* Stärkt das Qi der Mitte.

Susannes schnelle Gemüse-Grieß-Suppe

- *Zutaten:* Gemüsebrühe nach Grundrezept, Kartoffel, Pastinake, Karotte, Sellerieknolle, Kohlrabi, grüne Bohnen, Weizengrieß, Liebstöckelgrün, Butter, Sojasoße.
- *Zubereitung:* Vorbereitete Gemüsebrühe erhitzen; buntes Gemüse in der Brühe weich kochen. Etwas Weizengrieß einstreuen und quellen lassen. Am Schluss reichlich Liebstöckelgrün und etwas Butter unterrühren und mit Sojasoße abschmecken.
- *Wirkung:* Stärkt das Qi; regt den Appetit an.

Brigittes Grünkernklößchensuppe

- *Zutaten:*
  Für die Klößchen: Butter, Eier, Salz, Pfeffer, Muskat, fein gemahlener Grünkern;
  für die Suppe: Fleisch- oder Gemüsebrühe nach Grundrezept, Petersilie oder Schnittlauch.
- *Zubereitung:* Die Zutaten für die Klößchen zu einem festen Teig kneten und 30 Minuten quellen lassen. Die Brühe erhitzen. Dann mit einem Löffel Klößchen ausstechen, in die Brühe geben und 20 Minuten ziehen lassen. Vor dem Servieren Kräuter einstreuen.
- *Wirkung:* Stärkt das Qi von Milz und Magen; nährt das Leber-Blut.

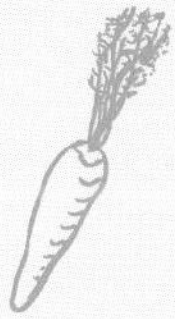

Erfrischende Gemüsesuppen
Die erfrischenden Gemüsesorten eignen sich besonders für Menschen mit Yang-Fülle oder mit Yin-Leere. Da in beiden Fällen ein Überschuss an Hitze vorhanden ist, wirken die kühlenden Gemüse ausgleichend und säfteaufbauend.
Zu ihnen gehören Artischocke, Aubergine, Blumenkohl, Chinakohl, Rettich, Selerieknolle, Spargel, Spinat, Sprossen und Zucchini.

Grüne Spargelsuppe

- *Zutaten:* Spargel, Gemüsebrühe nach Grundrezept, Spinat, Muskat, Honig, Butter oder Sahne, Salz, frischer Kerbel.
- *Zubereitung:* Spargel schälen; Spitzen abschneiden und beiseite legen. Die Spargelkörper in Stückchen schneiden und in Gemüsebrühe garen. Am Ende Spinatblätter mitkochen und dann pürieren. Mit Muskat, etwas Honig, Butter oder Sahne verfeinern und mit Salz abschmecken. Die Spargelspitzen kurz vor dem Servieren zugeben. Mit Kerbel garnieren.
- *Variante:* Statt des Spargels Schwarzwurzeln, die im Herbst geerntet werden, verwenden. Am Ende mit Eigelb verfeinern, das man vorher in etwas Kochwasser verquirlt hat.
- *Wirkung:* Kühlt Hitze bei Yang-Fülle; erfrischt und nährt das Yin.

Italienische Tomatensuppe

- *Zutaten:* Tomaten, Zwiebel, Olivenöl, Lorbeer, Liebstöckel, unbehandelte Zitronenschale, Pfeffer, Salz, frisches Basilikum und Salbei, Weißwein.
- *Zubereitung:* Tomaten überbrühen und enthäuten. Zwiebel in Olivenöl golden dünsten. Die Tomaten, Lorbeer, Liebstöckel, einen Streifen Zitronenschale, Pfeffer und Salz zugeben und weiterdünsten. Mit Wasser aufgießen und die Zutaten 2 Stunden köcheln. Am Ende Basilikum, etwas Salbei und einen Schuss Weißwein einrühren.
- *Variante:* Mit Sahnehäubchen und gerösteten Mandelblättchen servieren.
- *Wirkung:* Tomaten sind süß, sauer und kalt. Das Gericht kühlt Hitze von Yang-Fülle und Yin-Leere.

Artischockensuppe

Zutaten: Zarte Artischockenböden, Butter, Zwiebel, Dinkelmehl, Muskat, Pfeffer, Gemüsebrühe nach Grundrezept, Salz, unbehandelte Zitrone, Curcuma, Sahne, Mandelplättchen.

Zubereitung:

E Butter zerlassen und Zwiebel sanft dünsten;
etwas Dinkelmehl,
M Muskat und Pfeffer zugeben;
W mit Gemüsebrühe aufgießen;
Salz,
H etwas Zitronenschale und -saft,
F Curcuma und
E Artischocken hinzufügen, weich kochen und pürieren;

am Ende mit Sahne abschmecken und vor dem Servieren mit Mandelplättchen bestreuen.

Wirkung: Kühlt Hitze; nährt das Lungen-Yin.

Gurkensuppe

Zutaten: Gurken, evtl. Gemüsebrühe nach Grundrezept, Salz, Petersilie, frischer Thymian, Polenta, Butter, Sahne, Muskat, Pfeffer, frischer Kerbel und Ysop, Cashewnüsse.

Zubereitung: Gurken in wenig Wasser weich kochen, abseihen und durch ein Sieb drücken; die Kerne wegwerfen.

W Wasser oder Gemüsebrühe nach Grundrezept mit etwas Salz erhitzen;
H Petersilie,
F Thymian und
E die passierten Gurken zugeben; Polenta einstreuen und quellen lassen;
mit Butter, etwas Sahne, Kerbel,
M Muskat, Pfeffer und Ysop abrunden;

vor dem Servieren mit gerösteten Cashewnüssen bestreuen.

Wirkung: Kühlt Hitze; nährt die Säfte; befeuchtet die Lunge.

Algen, Miso und Tofu

Meeresgemüse (Algen)

Algen wachsen in einer großen Vielfalt von Farben und Formen. Schon seit Jahrtausenden werden sie bei den Küstenvölkern als »Langlebensmedizin« geschätzt und sind daher ein fester Bestandteil ihrer Nahrung. Heute werden sie auch kultiviert. Wild wachsen die Meeresgemüse in den verschiedensten Küstengebieten:

Manche bevorzugen kaltes Wasser, manche wärmeres, einige lieben Salzwasser, andere gedeihen besser in Flussmündungen.
Bei uns sind sie nur in getrockneter Form erhältlich. Man sollte sie vor dem Kochen kurz abspülen und einige Minuten in kaltem Wasser einweichen. Das Einweichwasser kann als Suppenfond benutzt werden.
Algen sind eine hervorragende Quelle von Mineralstoffen. Sie enthalten wesentlich mehr Calcium als Milch und viel mehr Eisen als Eigelb oder Spinat.
Man sagt ihnen eine stark entgiftende Wirkung nach. Liu Jilin berichtet in seinem Buch »Chinese Dietary Therapy« von Untersuchungsergebnissen, wonach Algen nicht nur die Aufnahme von Strontium 90 um $\frac{7}{8}$ der erhaltenen Dosis verringern, sondern auch bereits bestehende Belastungen aus den Zellen entfernen.

Algensorten
Algen haben einen salzigen Geschmack und sind thermisch kalt. Aus diesem Grund dürfen sie bei normaler Konstitution nicht in großen Mengen oder im Übermaß gegessen werden.
Sie lösen Schleim, Hitze, Schwellungen und Gewebeansammlungen auf. Deshalb werden sie unter anderem bei Zysten im Unterleib oder in der weiblichen Brust, bei Mastitis und dickem, zähem Schleim in den Lungen gegeben.
Da die verschiedenen Algensorten energetisch ähnlich wirken, sind sie in den Nahrungsmitteltabellen des Anhangs nicht einzeln unter ihren spezifischen Namen aufgeführt. Sie finden die »Alge« in Tabelle 3 bei den Gemüsen.
Algen sind bei uns relativ unbekannt, und für den mitteleuropäischen Gaumen ist ihr Geschmack gewöhnungsbedürftig. Sie können in kleinen Mengen als Beilage zu Reis und Gemüse gegessen werden. Am einfachsten sind sie als Suppenzutat zu verwenden. Zuerst möchte ich Sie aber mit den gängigen, in Naturkostläden erhältlichen Sorten bekannt machen.

Kombu und *Kelp* gehören zu derselben Familie der Laminariagewächse und können in Rezepten wechselseitig ausgetauscht werden. Ich verwende sie oft bei der Zubereitung von Hülsenfrüchten: Durch die in ihnen enthaltene Glutaminsäure machen sie die Hülsenfrüchte verdaulicher, weicher und heben ihren Geschmack hervor. Sie können wie Gemüse gekocht werden.
Wakame haben breite Blätter und eine dickes Mittelstück, welches man im Allgemeinen entfernt oder nur zur Herstellung eines Suppenfonds benutzt. Sie sind die traditionelle Zutat für Misosuppen und sehr vitaminreich.
Arame gehören zu den Braunalgen. Die Blätter werden ganz fein geschnitten und

getrocknet. Daher sehen die hier käuflichen Arame wie Knäuel aus dünnen, schwarzen Fäden aus. Sie haben einen sehr milden Geschmack und sollen wie auch andere Algensorten eine blutdrucksenkende Wirkung haben. Man kann sie für Salate und Suppen verwenden.

Iziki sind leicht mit Arame zu verwechseln. Sie sind jedoch fester als diese und haben einen kräftigen und leicht nussigen Geschmack. Beide Sorten stehen in Japan täglich auf dem Speiseplan. Sie enthalten 14-mal mehr Calcium als Milch. Japaner werden erst in hohem Alter grauhaarig. Es gibt Annahmen, dass dies mit ihrem starken Algenkonsum zu tun hat.

Die japanische Heilkunde geht davon aus, dass Iziki Blut reinigen und Blut bilden.

Dulse wachsen im Nordatlantik und kommen in grünen und roten Sorten vor. Beide haben einen sehr milden Geschmack und sind als »Meeresgemüsesalat« käuflich, der auch oft Nori enthält. Dieser eignet sich besonders als Einstieg in den Genuss von Algen. In manchen schottischen Pubs bekommt man getrocknete Dulse als Snack.

Nori wachsen an der japanischen Küste und werden dort traditionell für die Zubereitung von Reisröllchen (jap.: *Sushi*) verwendet. Dazu werden die frisch geernteten Pflanzen gehackt und in dünnen Lagen auf Bambusmatten getrocknet. Es ist üblich, die Blätter in Sesamöl zu braten und als Snack zur Mahlzeit zu reichen. Besonders eignen sie sich in Kombination mit fetten Speisen, da sie Fettablagerungen lösen.

Miso

Miso ist eine braune, salzige, aromatische Paste, die aus Sojabohnen hergestellt wird. Sie ist sehr mineralstoff- und eiweißreich und enthält viele verdauungsfördernde Enzyme, die durch eine seit Jahrtausenden überlieferte Fermentationsmethode entstehen. Miso eignet sich wie Sojasoße – ebenfalls ein Sojaprodukt – zum Würzen von Suppen und Soßen. Am meisten wird Miso in Japan verwendet. Bei uns sind Miso und Sojasoße in Reformhäusern, Naturkostläden und Asia-Shops erhältlich. Man sollte aber beim Kauf auf gute Qualität achten: Billige, industriell hergestellte Produkte enthalten Zucker und chemische Zusatzstoffe. Sie wurden pasteurisiert, was die enthaltenen Enzyme zerstört.

Die bekanntesten Misosorten sind das milde Gersten-Sojabohnen-Miso *(Mugi)*, das sehr dunkle und aromatische reine Sojamiso *(Hatcho)* und das leicht süße Reismiso *(Genmai)*. Weißes Miso *(Shiso)* nimmt man, wenn man eine helle Farbe bei Soßen und Suppen erzielen möchte.

Man sollte Miso auf keinen Fall mitkochen. Das zerstört die Enzyme. Stattdessen löst man die Paste in lauwarmem Wasser und gibt sie kurz vor dem Servieren zur Suppe.
Miso ist sehr eiweißhaltig und kräftigend, dennoch wird übermäßiger Genuss dieselben Probleme erzeugen wie ein zu hoher Salzkonsum.

Suppen mit Algen, Miso und Tofu

Japanische Algensuppe

- *Zutaten:* Wakame, Zwiebeln, Rettich, Karotten, Miso, Petersilie, Frühlingszwiebeln.
- *Zubereitung:* Wakame einige Minuten in Wasser einweichen, herausnehmen und das Wasser zum Kochen bringen. In feine Monde geschnittene Zwiebeln und in feine Streifen geschnittene Wakame, Rettich und Karotten zugeben und leise weitere 10 Minuten köcheln.
  Miso in etwas abgekühltem Kochwasser lösen und am Ende dazugeben. Mit Petersilie und Frühlingszwiebeln bestreuen.
- *Wirkung:* Nährt das Nieren-Yin; kühlt Hitze; löst Verhärtungen.

Gemüse-Miso-Suppe mit Tofu

- *Zutaten:* Sesamöl, Zwiebeln, Karotten, Lauch, Sojasprossen, Endivienblätter, Tofu, frischer Ingwer, Miso.
- *Zubereitung:*

E In Sesamöl erst Zwiebeln, dann Karotten und
M etwas Lauch dünsten;
W Wasser aufgießen und mild köcheln;
H Sojasprossen und
F Endivienblätter zugeben und ziehen lassen;
E Tofuwürfel,
M etwas Ingwer hineingeben;
W am Schluss in etwas abgekühltem Kochwasser gelöstes Miso einrühren.

- *Variante:* Kann auch ohne Fett und / oder mit anderen Gemüsen gekocht werden: Weißkohl, Sellerieknolle, Stangenbohnen u.a.
- *Wirkung:* Sehr kräftigend; nährt das Yin; stärkt nach fiebriger Erkrankung.
  Diese Suppe ist nicht so kühlend wie die »Japanische Algensuppe«, da keine Algen enthalten sind und die kalte Wirkung der Sojaprodukte durch wärmende Zutaten ausgeglichen wird.

Reisnudelsuppe mit Shiitakepilzen

- *Zutaten:* Reisnudeln, Shiitakepilze, Gemüsebrühe nach Grundrezept, Spinat oder Chinakohl, Liebstöckelgrün, Miso.
- *Zubereitung:* Reisnudeln und Shiitakepilze getrennt in kaltem Wasser einweichen. Gemüsebrühe erhitzen und eingeweichte, in Streifen geschnittene Shiitakepilze zugeben und sanft köcheln. Spinat oder Chinakohl, Liebstöckelgrün und Reisnudeln dazugeben und kurz ziehen lassen. Vor dem Servieren in etwas abgekühltem Kochwasser gelöstes Miso einrühren.
- *Wirkung:* Sehr leicht und kräftigend; stärkt das Immunsystem.
- *Empfehlung:* Geeignet zu Beginn jeder Mahlzeit, auch zum Frühstück.

Algensuppe mit Moshi

- *Zutaten:* Wakame, Süßer Reis, Gemüsebrühe nach Grundrezept, etwas Gemüse, Miso, Petersilie.
- *Zubereitung:* Süßen Reis kochen und zu »Japanischem Moshi« zerstampfen (Zubereitung siehe unten). Wakame kurz in kaltem Wasser einweichen, dann aufkochen und einige Minuten kochen lassen. Herausnehmen, klein schneiden und mit dem gekochten, gestampften Moshi vermischen. Aus der Moshipaste kleine Bällchen formen. Algenwasser mit Gemüsebrühe erhitzen, Gemüsestreifen und Reisbällchen dazugeben und sanft köcheln. Am Ende gelöste Misopaste einrühren. Mit Petersilie servieren.
- *Variante:* Fischfiletstückchen zugeben.
- *Wirkung:* Sehr nahrhaft; nährt Blut und Yin.

Japanisches Moshi

- *Zutaten:* 3 Tassen Süßer Reis, 5 Tassen Wasser.
- *Zubereitung:* Reis in Wasser 2–3 Stunden lang sehr weich kochen. Den Brei in ein unzerbrechliches Gefäß geben und mit einem Holzschlegel stampfen, bis alle Körner gebrochen sind. Aus dem Teig mit feuchten Händen Bällchen formen oder in eine Form gießen und erkalten lassen. Nach 12 Stunden ist die Masse so fest, dass sie sich schneiden lässt. Die Stückchen oder Bälle kann man braten, frittieren, als Suppenklößchen verwenden oder mit Algen umwickeln.
- *Empfehlung:* Vorsicht bei Schleimkrankheiten: Sie können durch Moshi verschlimmert werden.

Reis-Dulse-Suppe

- *Zutaten:* Rundkornreis, Dulse, Gemüsezwiebel, Pastinaken, Hühner- oder Gemüsebrühe nach Grundrezept, helles Miso, frische Kräuter.
- *Zubereitung:* Reis und Gemüse in Brühe weich kochen und pürieren. Am Ende helles Miso in warmem Wasser lösen und zur Suppe geben. Kräuter dazugeben. Dulse 2–5 Minuten im Backofen knusprig rösten und damit die Suppe garnieren.
- *Wirkung:* Stärkt das Qi; nährt die Säfte.

Kochen mit Fleisch

Fleisch spielt in der Ernährungslehre der Traditionellen Chinesischen Medizin eine große Rolle. Es ist ein hervorragender Energielieferant und wird daher als einer der wichtigsten Faktoren für die Bildung von Qi und Blut angesehen, wozu allerdings bereits kleine Mengen an Fleisch genügen.

Ich habe schon viele – besonders Frauen – in meiner Praxis behandelt, die durch fleischlose Diät eine Blut-Leere und daraus vielfältige gesundheitliche Probleme entwickelt hatten. Dennoch gibt es natürlich Millionen von gesunden Vegetariern, die das Fleisch durch eine bedächtige Auswahl ihrer Nahrungsmittel ersetzen. Diese Sorgfalt in der Zusammensetzung der Nahrung ist unerlässlich. Im Westen essen inzwischen viele Menschen vegetarisch, ohne dies genug zu beachten. Sie lassen das Fleisch weg, essen aber nicht genug Getreide, Hülsenfrüchte, Sojaprodukte usw. Dies führt zu einer Mangelernährung oder – in den Worten der chinesischen Medizin – zu einem Mangel an Qi und Blut. Zudem essen viele Vegetarier häufig thermisch kühlende Nahrungsmittel, wie Avocados, Salate, Tofu und Sprossen. So erschöpfen sie langfristig ihr Yang.

Wenn man sich vegetarisch ernährt, sollte man dreimal täglich gekochte Nahrung zu sich nehmen und häufig erwärmende Gewürze verwenden, um dem Körper genug Yang-Energie zuzuführen.

Wer gerne Fleisch essen möchte, sollte wissen, dass keine großen Mengen notwendig sind, um die energiespendende Qualität des Fleisches zu nutzen. Im Gegenteil! Fleisch ist wie Medizin und kann bei Überdosierung schaden. Wenn es in zu großen Mengen genossen wird, führt dies zur Ansammlung von zähem Schleim, und es belastet Leber und Gallenblase. Am besten isst man Fleisch gekocht, weil

es auf diese Weise wenig toxische Ablagerungen verursacht, im Gegensatz zu gebratenem Fleisch.
Es gibt viele drängende Fragen zu diesem Thema; Probleme, die sich größtenteils im alten China nicht ergaben, wie Ökologie, Welthunger und Massentierhaltung. Darauf gibt es keine fertigen Antworten. Jeder muss die Argumente für sich abwägen und entscheiden, wie er leben möchte. Als Vegetarier sollte man dabei auf die Ausgewogenheit in der Nahrungszusammensetzung achten. Bei Fleischkonsum jedoch ist es ratsam, nur gute Qualität zu nehmen: Im Idealfall sollten Sie kontrolliert biologisches Fleisch aus artgerechter Tierhaltung kaufen.
Die geistige Einstellung spielt in beiden Fällen eine sehr wichtige Rolle. Liebe, Mitgefühl, Achtung vor dem Leben einerseits und Fleischkonsum auf der anderen Seite schließen einander nicht unbedingt aus. Es ist vielmehr eine Frage der inneren Haltung. Als Menschen kommen wir durch die Grobstofflichkeit unseres Körpers kaum umhin, Tiere zu töten. Im Gehen treten wir auf kleine Tiere, und auch im Anbau von Gemüse und Getreide werden unzählige getötet. Gerade die konventionellen Anbaumethoden und Monokulturen zerstören Leben und Lebensräume auch von größeren Tieren. Negatives ist in gewisser Weise unvermeidbar, es wird aber durch eine starke positive Einstellung relativiert. Ebenso wie andere Aspekte des Lebens ist auch eine gute Ernährung die Kunst des Möglichen. Fleisch ist eine wirkungsvolle Medizin zur Stärkung von Qi und Blut. Eine konstruktive Sichtweise kann z.B. mit dem Wunsch verbunden sein, dass das Fleisch unsere Gesundheit stärkt und wir, dadurch gekräftigt, viel für andere tun können.

Fleischsorten
Grundsätzlich gehört Fleisch wegen seines primär süßen Geschmacks zur Wandlungsphase Erde und stärkt damit die Organe der Mitte. Dennoch besitzt jede Sorte ihren spezifischen Eigengeschmack und auch eine bestimmte thermische Wirkung.
Rind- und *Kalbfleisch* ist süß und thermisch neutral. Es nährt Qi und Blut und stärkt die Funktionskreise Milz und Magen.
Schweinefleisch ist süß, salzig und neutral und wirkt auf die Funktionskreise von Magen, Milz und Niere. Es nährt Blut und Yin und befeuchtet Trockenheit.
Hühnerfleisch und Truthahn ist süß und warm und wirkt stärkend auf Milz und Magen. Es nährt im Allgemeinen das Blut und das Qi und stärkt die Nieren-Essenz. Das Fleisch von weiblichen Tieren ist dabei nur leicht warm bis neutral und eignet sich daher zur Stärkung von Blut und Jing, während das Fleisch der Männchen eher Qi und Yang kräftigt.

Hühnereier sind süß. Das Eigelb ist thermisch neutral und wirkt nährend auf Qi, Blut und Yin von Herz und Niere, während das Eiweiß erfrischend ist und das Lungen-Yin befeuchtet.
Entenfleisch ist süß, leicht salzig und thermisch neutral bis leicht kühlend. Es wirkt auf Lunge, Milz, Magen und Niere, stärkt das Qi, nährt Blut und Yin und fördert das Wasserlassen.
Gänsefleisch ist süß und neutral bis kühl. Es stärkt das Qi von Magen, Milz und Lunge.
Hammel-, Lamm- und *Ziegenfleisch* sind süß, leicht bitter und thermisch warm bis heiß. Dieses Fleisch sollte nicht im Sommer genossen werden, auch nicht als Brühe. Es stärkt das Yang von Milz und Niere und wärmt den Unterleib. Vorsicht bei innerer Hitze und Leber-Qi-Stagnation.
Kaninchen- und *Hasenfleisch* wird in China – anders als hier – sehr viel gekocht. Beide Sorten sind süß und erfrischend, stärken das Qi, nähren und kühlen das Blut und geben dem Körper Substanz. Sie enthalten mehr Protein und weniger Fett als das Fleisch vom Rind, Schaf oder Schwein.
Hirschfleisch ist süß und warm; es stärkt Qi und Yang der Niere. Diese Fleischsorte ist nur für den Winter geeignet und sollte bei Yin-Mangel oder übermäßigem Yang ganz gemieden werden.

Wirkung von Kraftbrühen mit Fleisch

Kraftbrühen mit Fleisch sind die bekömmlichste Weise, Fleisch zuzubereiten, und man braucht auch nur sehr wenig davon, um dennoch einen großen Effekt zu erzielen. In China werden Fleischbrühen traditionell einmal pro Woche zubereitet. Hinzugefügt werden Gemüse, frische Küchenkräuter, aber auch getrocknete Heilkräuter. Hier ist die Vermischung von Kräutertherapie und Ernährung am deutlichsten, denn eine Kraftsuppe ist nicht nur Nahrung, sondern gleichzeitig Medizin.
Kraftbrühen mit Fleisch haben sehr lange Kochzeiten, von einigen Stunden bis zu mehreren Tagen. Die chinesische Heilkunde versteht das lange Köcheln der Zutaten einer Kraftbrühe als eine Transformation von Substanzen in Energie. Die Zutaten zerfallen und sind auch nicht mehr schmackhaft; daher werden sie nach dem Auskochen ausgesiebt. Die Materie hat sich in Qi gewandelt, welches dem Körper durch die Einnahme der Kraftbrühe zugeführt werden kann. Eine tagelang gekochte Brühe, wie sie in China für Hochzeiten üblich ist, stärkt das Yang.
Im Sommer reicht eine Kochzeit von 2–3 Stunden, denn hier will man nur das Qi stärken, die Suppe soll keinen zu starken Yang-Charakter bekommen. Deshalb

wählt man im Sommer auch neutrale bis kühlende Fleischsorten aus oder verwendet nur Gemüsebrühen. Im Winter oder bei einer Yang-Schwäche kann die Kraftbrühe 4–8 Stunden und länger köcheln, und man verwendet erwärmende Fleischsorten.
Kraftsuppen sind auch besonders für Frauen nach der Entbindung zu empfehlen. Da sowohl durch Schwangerschaft als auch Geburt und Stillen sehr viel Qi, Blut und Substanz der Mutter verbraucht wird, sollte man diese durch genügend Ruhe und Kraftsuppen ergänzen. Bei Frauen mit Yin-Leere sollten sie thermisch neutral sein, was man durch die Kombination mit kühlenden Zutaten und eine nicht zu lange Kochzeit von 2–3 Stunden erreicht.

Warnung
Ausdrücklich möchte ich an dieser Stelle noch einmal betonen, dass Kraftbrühen mit Fleisch eine sehr tonisierende, d.h. stärkende Wirkung haben. Aus diesem Grund sind sie absolut nicht geeignet bei konstitutioneller Yang-Fülle und Qi-Stagnation, die sich beispielsweise in starken Spannungen und Schmerzen in Brust und Bauch vor der Menstruation äußert. Ebenso wenig eignen sie sich bei akuten Infekten. Bei einem solchen Füllezustand würde der Genuss einer Fleischbrühe den Zustand verschlimmern, da die Fülle genährt wird. Ausnahmen sind chronische, d.h. schon Wochen oder Monate bestehende Infekte, die ein Zeichen von schwachem Abwehr-Qi sind.
Wenn Sie im Zweifel sind, fragen Sie einen TCM-Therapeuten.

Verwendung von Kraftbrühen aus Fleisch
Alle folgenden Rezepte können auf Vorrat gekocht werden. Eine abgesiebte Fleischbrühe hält sich einige Tage bis eine Woche im Kühlschrank, denn das Fett schließt die Flüssigkeit luftdicht ab. Die Brühen können pur oder mit nur wenig Einlage, wie sehr fein geschnittenem Gemüse, Nudeln oder gekochtem Getreide, gegessen werden oder als Grundlage für gehaltvollere Suppen benutzt werden. Des Weiteren finden sie beim Abschmecken von Soßen Verwendung.
Nicht zuletzt stellen sie eine kräftigende Zwischenmahlzeit am Arbeitsplatz dar. Dafür schmeckt man die abgeseihte Brühe am Ende mit Salz, Sojasoße oder Miso ab und füllt sie in eine Thermoskanne. So haben Sie die Brühe bereit, wenn Sie auf der Arbeit der Hunger überfällt. Diese Methode habe ich selbstständig arbeitenden und dadurch häufig unregelmäßig essenden Patienten erfolgreich empfohlen. Die Kraftbrühe verhindert eine Erschöpfung des Magen-Qi durch häufiges Übergehen von Hunger. Auch wenn Sie so früh aufstehen müssen, dass Sie nur wenig frühstücken möchten, bietet sich diese Lösung an.

Grundrezepte für Fleischkraftbrühen

Grundrezept für eine Brühe aus Rindermarkknochen

- *Zutaten:* Rindermarkknochen;
  für die Brühe: Petersilie, Rucola, frischer Ingwer, Salz;
  für die Klößchen: Ei, Pfeffer, Salz oder Sojasoße, Petersilie, Weizengrieß.
- *Zubereitung:* Das Mark entfernen und aufheben. Wenn man die Knochen mit heißem Wasser überbrüht, lässt es sich leicht herauslösen.
  Brühe:
  W Kaltes Wasser,
  H Petersilie und
  F etwas Rucola mit
  E den Markknochen vom Rind langsam zum Kochen bringen; den entstehenden Schaum abschöpfen;
  M etwas Ingwer und
  W eine Prise Salz zugeben; alles 4 – 8 Stunden köcheln.
  Klößchen:
  E Aus Mark mit Ei,
  M Pfeffer,
  W Salz oder Sojasoße,
  H Petersilie,
  F Curcuma und
  E etwas Weizengrieß einen festen Teig kneten;
  1 Stunde im Kühlschrank ruhen lassen, damit die Masse fest wird; daraus Klößchen formen und diese 10 Minuten in der siedenden Brühe ziehen lassen.
- *Variante:* Kalbsmarkknochen verwenden.
- *Wirkung:* Stärkt das Qi und das Yin der Niere.

Kräftiges Grundrezept für eine Rinderbrühe

- *Zutaten:* Fleischknochen und Suppenfleisch vom Rind, Petersilie, Wacholderbeeren, Karotte, Sellerieknolle, Zwiebel, Pfefferkörner, Liebstöckel, Wakame-Alge.
- *Zubereitung:*
  W In Wasser
  H Petersilie geben und aufkochen;
  F Wacholderbeeren,
  E Fleischknochen, ein Stück Suppenfleisch, Karotte und ein Stück Sellerieknolle, eine separat gebräunte Zwiebelhälfte,
  M einige Pfefferkörner, Liebstöckel und
  W ein Stück Wakame-Alge zugeben;
  alles 4 – 8 Stunden köcheln lassen und dann abseihen;

Brühe im Kühlschrank aufbewahren.

- *Variante:* Wenn man das Fleisch nach 1–2 Stunden herausnimmt, kann man es noch gut würfeln und später als Suppenzutat verwenden.
- *Wirkung:* Stärkt Qi von Milz und Magen; nährt das Blut.

Wärmendes Grundrezept für eine Rinderbrühe

- *Zutaten:* Fleisch und Knochen vom Rind, Rotweinessig, Wacholderbeeren, frischer Rosmarin, Karotte, Pastinake, Lauch, frischer Ingwer, Liebstöckelgrün, Nelke, Piment, Sternanis, Salz.
- *Zubereitung:*

W Wasser,
H einen Schuss Rotweinessig,
F einige Wacholderbeeren, etwas Rosmarin,
E Knochen und Fleisch zum Kochen bringen; Karotte, Pastinake,
M etwas Lauch, Ingwer, Liebstöckelgrün, Nelke, Piment, Sternanis und
W etwas Salz hinzufügen;
alles 4–8 Stunden köcheln und abseihen;
Brühe im Kühlschrank aufbewahren.

- *Wirkung:* Stärkt das Qi und Yang; ist sehr erwärmend.

Wärmendes Rezept für eine Hühnerkraftbrühe

- *Zutaten:* Suppenhuhn, Petersilie, Wacholderbeeren, Karotte, Sellerieknolle, Petersilienwurzel, frischer Ingwer oder Pfefferkörner, Lorbeer, Salz.
- *Zubereitung:*

W Wasser mit
H Petersilie,
F Wacholderbeeren,
E Huhn, Karotte, Sellerie, Petersilienwurzel,
M etwas Ingwer oder ganzen Pfefferkörnern, Lorbeer
W und Salz 4–8 Stunden köcheln lassen;
abseihen, erkalten lassen und Fett nach Bedarf abschöpfen;
Brühe im Kühlschrank aufbewahren.

- *Variante:* Man kann Kalbsknochen zufügen; das macht die Brühe noch kräftiger.
- *Wirkung:* Stärkt Qi und Blut; ist sehr wärmend.

Grundrezept für eine Entenbrühe

- *Zutaten:* Hals, Flügel, Magen und Herz der Ente (das wertvolle Fleisch wird man eher zum Braten verwenden), Karotte, Sellerieknolle, etwas Rucola.
- *Zubereitung:* Entenklein mit Gemüse 2–3 Stunden köcheln. Brühe durch ein feines Tuch sieben und im Kühlschrank aufbewahren.
- *Variante:* Die Innereien können weiterverwendet werden: Man schneidet sie fein und lässt sie einige Minuten mit frischem Gemüse in der Brühe ziehen. Vor dem Servieren mit Petersilie bestreuen.
- *Wirkung:* Nährt Blut und Yin; fördert das Wasserlassen.

Klare Brühe aus Gänseklein

- *Zutaten:* Gänseklein, Sellerieknolle, Karotte, Zwiebel, etwas Lauch, frische Petersilie, Liebstöckel und Kerbel.
- *Zubereitung:* Gänseklein mit Gemüse und Kräutern 2–3 Stunden köcheln. Durch ein feines Tuch sieben und abkühlen. Entfetten und im Kühlschrank aufbewahren.
- *Wirkung:* Stärkt das Qi von Milz und Magen; ist sehr kräftigend.

Wildfleischfond

- *Zutaten:* Hirschknochen, Walnussöl, Karotte, Sellerieknolle, Lorbeer, Nelken, Pfefferkörner, frischer Ingwer, Petersilienwurzel, Lauch, Petersilie, Wacholderbeeren.
- *Zubereitung:*

E Hirschknochen in Öl anbraten; Karotte, etwas Sellerie, Petersilienwurzel,
M Lorbeer, Nelken, Pfefferkörner, Ingwer, Lauch zugeben und weiterbraten;
W mit kaltem Wasser aufgießen;
H Petersilie und
F Wacholderbeeren zugeben und alles 4–8 Stunden köcheln; abseihen und Brühe im Kühlschrank aufbewahren.

- *Variante:* Knochen von Hammel, Lamm oder Ziege verwenden.
- *Wirkung:* Stärkt Qi und Yang der Niere; ist sehr erwärmend. Nicht geeignet bei Hitzezuständen.

Suppen auf der Basis von Fleischkraftbrühen

Die folgenden Rezepte sind eine Anregung für die Weiterverwendung der Kraftbrühen. Es sind etwas ausgefallenere Rezepte aus verschiedenen Kulturen. Einfache Abwandlungen für eine schnelle Suppe vor dem Hauptgericht oder zum Frühstück können Sie jederzeit selbst zaubern. Die ganze Vielfalt an Nudeln, Getreide, Gemüse und Kräutern stehen Ihnen zur Verfügung. Wählen Sie entsprechend der Jahreszeit.

Wildeintopf

- *Zutaten:* Wildfleischfond nach Grundrezept, beliebiges Wildfleisch, Frühlingszwiebel, Karotten, Kartoffeln, Petersilienwurzel, Butter oder Öl, Wacholderbeeren, Lorbeer, Steinpilze oder Pfifferlinge, Salz, Pfeffer, Rotwein, Petersilie.
- *Zubereitung:* Gemüse in Butter oder Öl andünsten; am Ende das Fleisch, Wacholderbeeren und Lorbeer zugeben und weiterdünsten. Mit Wildfond aufgießen und alles 10 Minuten sanft köcheln. Dann die Pilze zugeben und sie kurz ziehen lassen. Am Schluss alles mit Salz, Pfeffer und Rotwein abschmecken. Vor dem Servieren mit Petersilie bestreuen.
- *Wirkung:* Stärkt Qi und Yang der Niere; ist sehr erwärmend.

Hühnersuppe mit Kokosmilch

- *Zutaten:* Hühnerbrühe nach Grundrezept, Hühnerfleisch, Kokosmilch aus der Dose, Zitronengras, Stangensellerie, Limette, Frühlingszwiebeln, Salz, Pfeffer, Palmzucker, Koriandergrün.
- *Zubereitung:* Hühnerbrühe erwärmen; Zitronengras, Hühnerfleisch und Stangensellerie dazugeben und 10 Minuten ziehen lassen. Am Ende etwas Limettensaft und -schale sowie Frühlingszwiebeln zugeben. Dann Kokosmilch einrühren und langsam erhitzen, damit sie sich gut mit der Brühe verbindet. Mit Salz, Pfeffer und Palmzucker abschmecken. Vor dem Servieren mit Koriandergrün überstreuen.
- *Wirkung:* Kokosmilch nährt ebenso wie Huhn das Blut. Die Suppe ist thermisch neutral bis erwärmend und baut Qi und Blut auf.
- *Empfehlung:* Die exotischen Zutaten erhalten Sie in jedem Asia-Shop.

Leberknödelsuppe

- *Zutaten:* Rinderbrühe nach Grundrezept, Rinderleber, Zwiebel, Butter, alte Brötchen, Milch, Eier, Salz, Pfeffer, Petersilie, Karotten, Sellerieknolle, Blumenkohl.
- *Zubereitung:* Rinderbrühe erhitzen; separat Zwiebel in Butter dünsten; Brötchen in Milch einweichen. Leber pürieren; zusammen mit den Brötchen, Eiern, Salz, Pfeffer, der Zwiebel und etwas Petersilie kleine Knödel formen und sie 10 Minuten leise in der Brühe köcheln. Gemüse zugeben; nach Geschmack noch etwas salzen und weitere 15 Minuten ziehen lassen.
  Vor dem Servieren Petersilie darüberstreuen.
- *Variante:* Ein Stück Tafelspitz mitkochen und in feine Scheiben geschnitten im Teller servieren.
- *Wirkung:* Stärkt Qi und Blut; wirkt vor allem auf Leber und Augen.

Kräftige Lammsuppe

- *Zutaten:* Lammknochenfond (siehe Variante von Rezept »Wildfleischfond«), Lammfleisch, Kichererbsen, Schwarze Linsen, Reis, Polenta, Zwiebel, frischer Ingwer, Öl, Curcuma, Tomaten, Petersilie, Salz, Pfeffer, Ei, Zitronensaft, Koriandergrün.
- *Zubereitung:* Kichererbsen und Linsen getrennt einweichen und weich kochen. Den Lammknochenfond erhitzen; Reis und etwas Polenta einstreuen, um die Brühe einzudicken. Lammfleisch separat mit Zwiebel und Ingwer in Öl anbraten. Curcuma, Tomaten, Petersilie, Kichererbsen und Linsen zugeben und kurz mitdünsten. Die Mischung zur Lammbrühe geben; alles noch einige Minuten köcheln lassen und mit Salz und Pfeffer abschmecken. Am Ende das Ei mit dem Zitronensaft mischen und unterrühren;
  die Suppe mit Koriandergrün garnieren.
- *Wirkung:* Sehr kräftigend; stärkt Blut sowie Milz- und Nieren-Qi; ist erwärmend.

Fisch

Fisch ist ebenso wie Fleisch ein wichtiger Eiweißlieferant, er ist aber leichter verdaulich. Die meisten Fischsorten sind süß, leicht salzig und wirken stärkend auf Milz und Magen. Sie helfen, überschüssige Feuchtigkeit auszuscheiden. Daher und wegen des leicht salzigen Geschmacks wird Fisch allgemein der Wandlungsphase Wasser zugeordnet. Da er eine leichte und lockere Konsistenz besitzt, hat er sehr kurze Garzeiten. Besonders Kaltwasserfische aus dem Atlantik nähren das Nieren-Yin und können bei innerer Hitze eingesetzt werden, während Fische aus den warmen Meeren Qi, Blut und Nieren-Yang tonisieren. Ebenso wie das Fleisch von wild lebenden und Pflanzen fressenden Tieren enthält Kaltwasserfisch so genannte Omega-3-Fettsäuren, welche eine entzündungshemmende Wirkung haben.

Fischsuppen

Grundrezept für Fischbrühe

- *Zutaten:* Fischreste, Sellerieknolle, Lauch, Pastinake, Weißwein, Lorbeer, Pfefferkörner, unbehandelte Zitrone, Öl.
- *Zubereitung:* Fischköpfe (ohne die Kiemen), Flossen, Gräten und Haut – also alles, was nach dem Filetieren übrig bleibt – kurz in Öl anbraten. Sellerie, Lauch und Pastinake zugeben und kurz mitdünsten. Mit etwas Wein aufgießen, dann Wasser, Lorbeer, Pfefferkörner und etwas Zitronenschale zugeben. Alles 30 Minuten sanft köcheln. Mehrmals den entstehenden Schaum abschöpfen. Am Ende alles durch ein Tuch sieben.
- *Wirkung:* Kräftigt das Nieren-Qi; nährt Blut und Säfte; fördert das Wasserlassen.
- *Empfehlung:* Wenn Sie nicht wissen, wie man Fisch filetiert, bitten Sie Ihren Händler, es für Sie zu tun.

Klare Karpfensuppe aus Szechuan

- *Zutaten:* Karpfen, Sesamöl, Hühnerbrühe nach Grundrezept, Salz, Pfeffer, Sherry, Koriandergrün.
- *Zubereitung:* Fisch ausnehmen und waschen, die Seiten etwas einkerben; nochmals mit kochendem Wasser abspülen, um den Geruch zu verringern. Kurz von beiden Seiten in viel Öl anbraten. Hühnerbrühe erhitzen und den Fisch 20 Minuten darin sieden lassen. Fisch in Portionen aufteilen. Mit Salz, Pfeffer und Sherry abschmecken und mit Koriandergrün bestreuen.

- *Variante:* In China wird dazu ein Dip aus Sojasoße, frischem Ingwer, Zitronensaft, etwas Ursüße und frischen Chilischoten serviert, in welchen man die Fischstückchen taucht.
- *Wirkung:* Karpfen ist dafür bekannt, dass er die Milz stärkt und Blut bildet.
  Bei zu geringem Milchfluss nach einer Geburt sollte frau täglich 2–3 Tassen Karpfenbrühe trinken. Dafür brät man jedoch den Karpfen nicht an, sondern kocht ihn nur 20–30 Minuten mit einigen Gewürzen.
- *Empfehlung:* Die Galle des Karpfens ist sehr bitter und giftig. Sie sollte beim Herausnehmen unversehrt bleiben.

Fischklößchensuppe

- *Zutaten:* Beliebiges Fischfilet, Schalotten, Öl, Salz, Pfeffer, Sherry, Ei, Hühnerbrühe nach Grundrezept, Sojasoße, Zitronensaft, Petersilie.
- *Zubereitung:* Fischfilet zerkleinern; Schalotten ganz fein hacken. Beides mit Öl, Salz, Pfeffer, etwas Sherry und Eiweiß unter langsamer Zugabe von Wasser 10 Minuten lang mit dem Quirl schlagen. Kleine Bällchen formen und in kochender Hühnerbrühe sieden. Mit etwas Sojasoße und Zitronensaft abschmecken und mit Petersilie garnieren.
- *Wirkung:* Kräftigt das Qi; nährt Blut und Nieren-Essenz.
- *Variante:* Das verquirlte Eigelb in die Hühnerbrühe rühren.

Kabeljausuppe mit Tomaten

- *Zutaten:* Fischbrühe nach Grundrezept, Kabeljaufilet, Zwiebel, Anis, Knoblauch, Olivenöl, reife Tomaten, Weißwein, Salz, Pfeffer, Petersilie.
- *Zubereitung:* Zwiebel, Anis und Knoblauch in Öl anbraten; Tomaten zugeben und mitdünsten. Mit etwas Wein und Fischfond aufgießen. Alles 10–15 Minuten sanft köcheln. Mit Salz und Pfeffer abschmecken; die Kabeljaustücke zugeben und sanft erhitzen. Am Schluss mit Petersilie garnieren.
- *Wirkung:* Stärkt das Qi von Milz und Niere; fördert das Wasserlassen.

Linsen-Fisch-Suppe

- *Zutaten:* Schwarze Linsen, weiße Fischfilets, Lauch, Olivenöl, Butter, Pfeffer, Salz, Schalotten, Cumin, Gemüsebrühe nach Grundrezept, Zitronensaft, Curcuma, Petersilie.

Zubereitung: Linsen einweichen und kochen; Lauch separat in Olivenöl dünsten;
in einer Pfanne Butter zerlassen; Pfeffer, Filets und Salz darin braten;
E in Olivenöl Schalotten dünsten;
M Pfeffer, Cumin,
W die Linsen und Salz zugeben und weiterdünsten;
mit Brühe aufgießen, kochen und pürieren;
H etwas Zitronensaft und
F Curcuma zugeben und weiterköcheln;
E das Linsenpüree in Teller geben;
M den gedünsteten Lauch und
W die Fischstücke hineinlegen;
H mit Petersilie garnieren.

Wirkung: Stärkt die Niere; fördert die Ausscheidung von überflüssigen Flüssigkeiten.

Lachsklößchensuppe

Zutaten: Fischbrühe nach Grundrezept, frischer Lachs, Schalotten, Butter, Weißwein, Salz, Dill, Pfeffer, Eiweiß, Mehl.

Zubereitung: Schalotten in Butter dünsten; Lachs zugeben und kurz anbraten. Mit Brühe und Weißwein aufgießen. Salz, Dill und Pfeffer zugeben und alles garen lassen. Den Lachs aus der Brühe heben und im Mixer pürieren. Das Eiweiß zu Eischnee schlagen, den Lachs und etwas Mehl unterheben. Die Masse einige Zeit im Kühlschrank ruhen lassen;
dann mit einem Löffel Klößchen ausstechen und diese in der Fischbrühe kurz vor dem Servieren erhitzen.

Wirkung: Nährt Qi und Blut; stärkt die Niere.

Reissorten

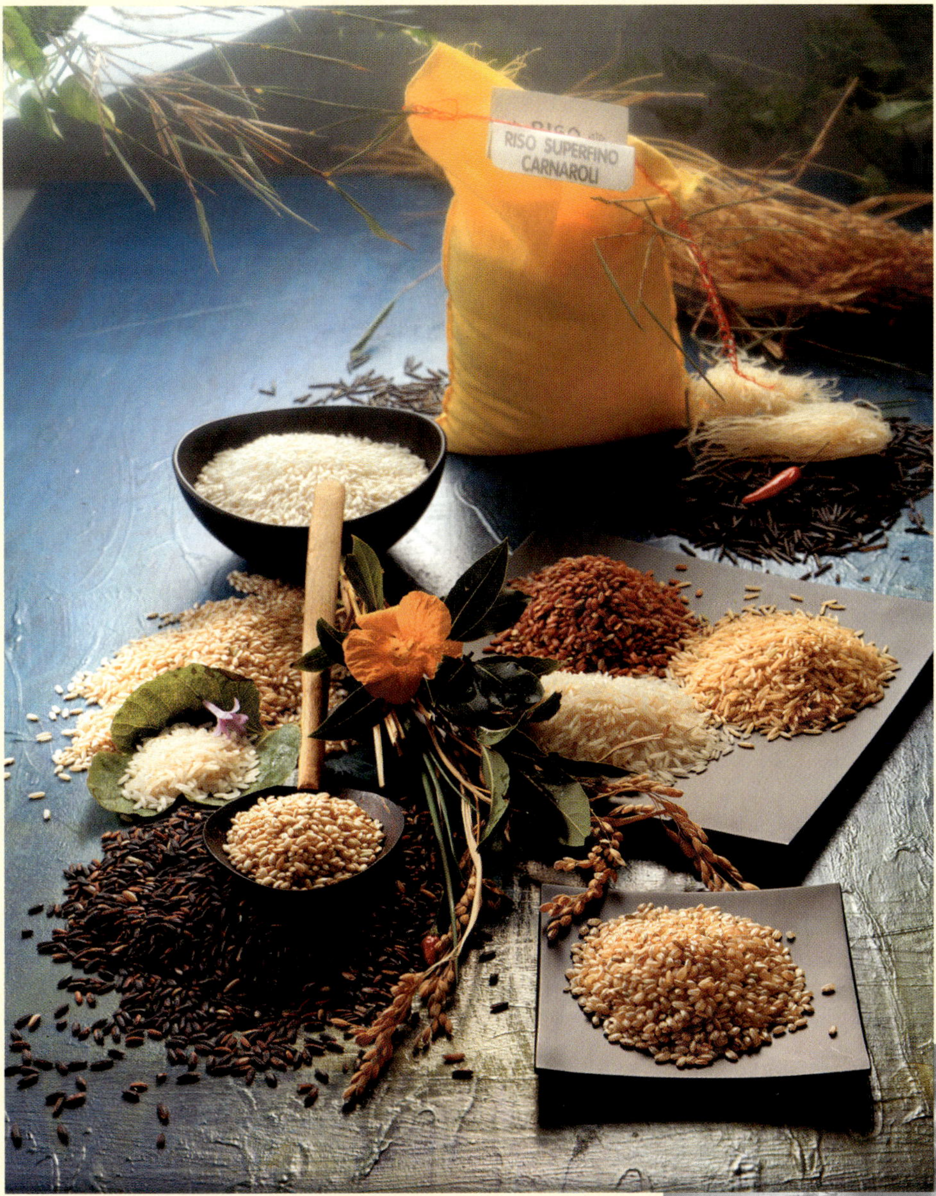

1 Klebreis
2 Roter Reis
3 Wilder Reis
4 Reisnudeln
5 Langkornreis
6 Basmatireis, geschält
7 Basmatireis, ungeschält
8 Duftreis
9 Süßer Reis
10 Schwarzer Klebreis
11 Rundkornreis, ungeschält

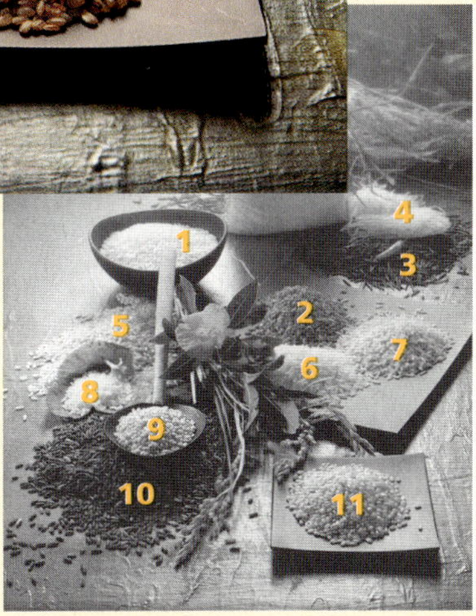

Getreidesorten

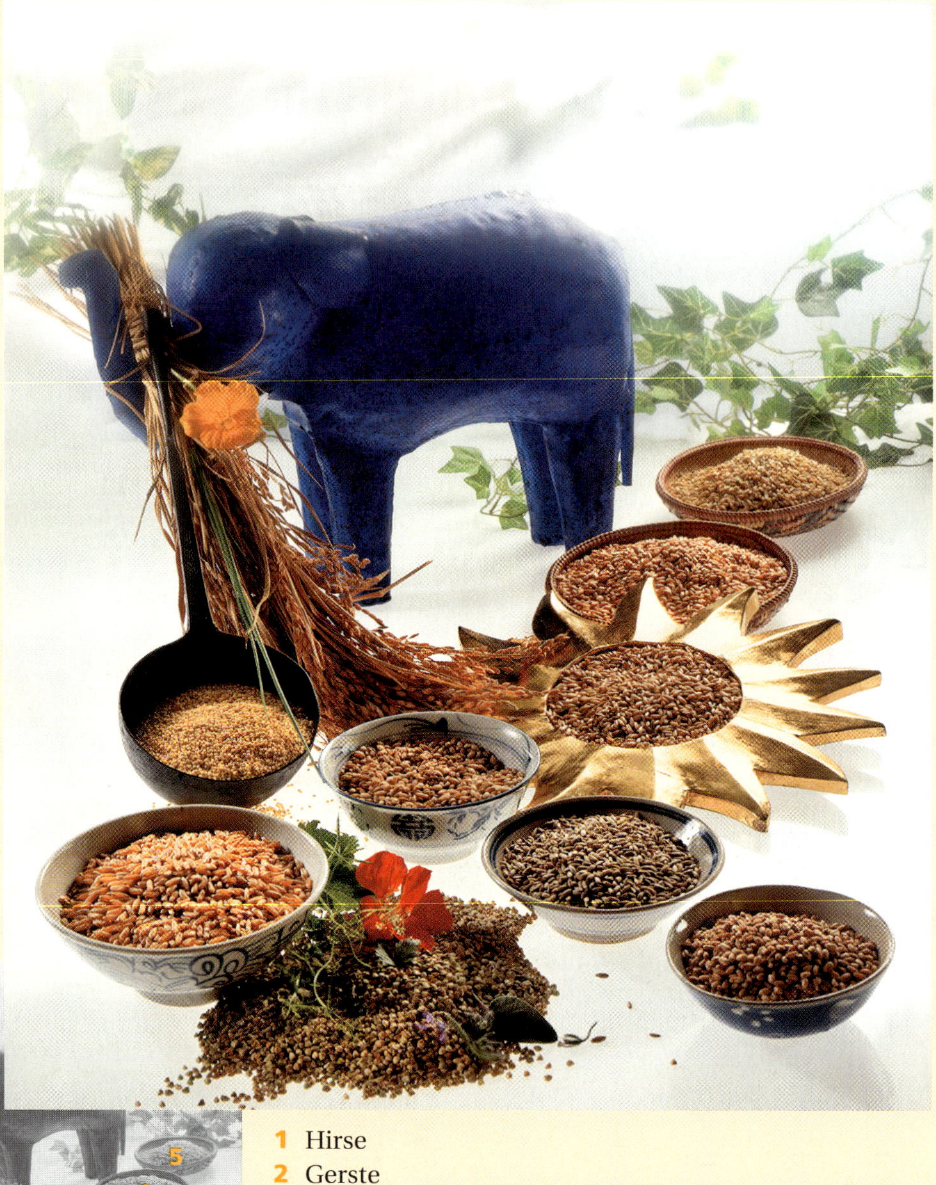

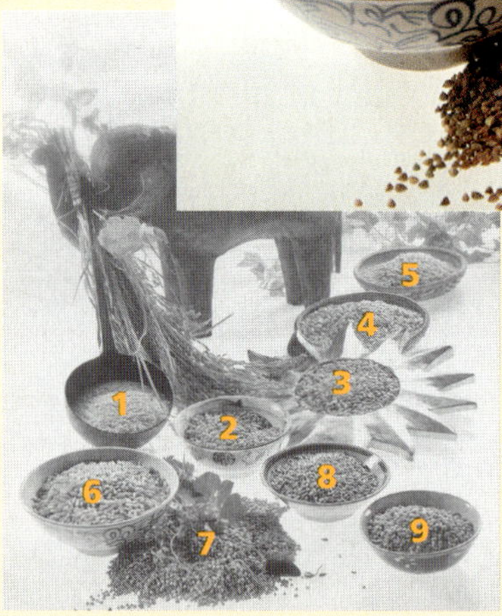

1 Hirse
2 Gerste
3 Hafer
4 Dinkel
5 Grünkern
6 Kamut
7 Buchweizen
8 Roggen
9 Weizen

Süßmittel

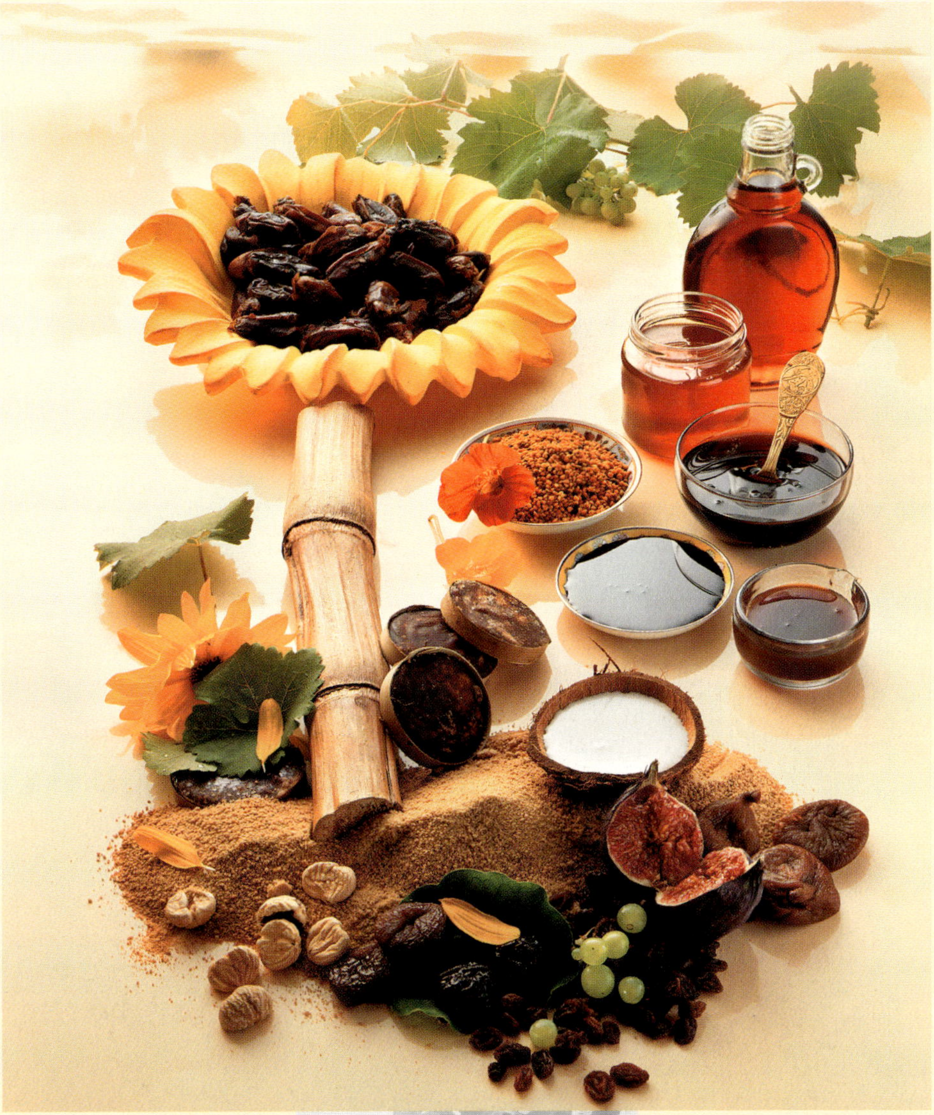

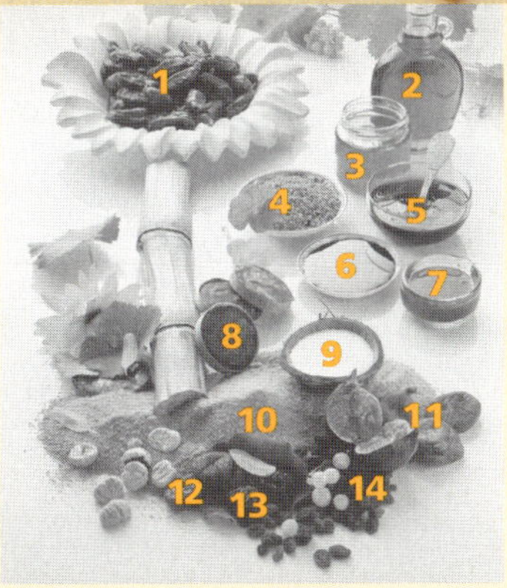

1 Datteln, getrocknet
2 Ahornsirup
3 Honig
4 Blütenpollen
5 Reismalz
6 Melasse
7 Gerstenmalz
8 Palmzucker
9 Kokosmilch
10 Ursüße
11 Feigen, getrocknet
12 Aprikosen, getrocknet
13 Pflaumen, getrocknet
14 Rosinen

Hülsenfrüchte und Algen

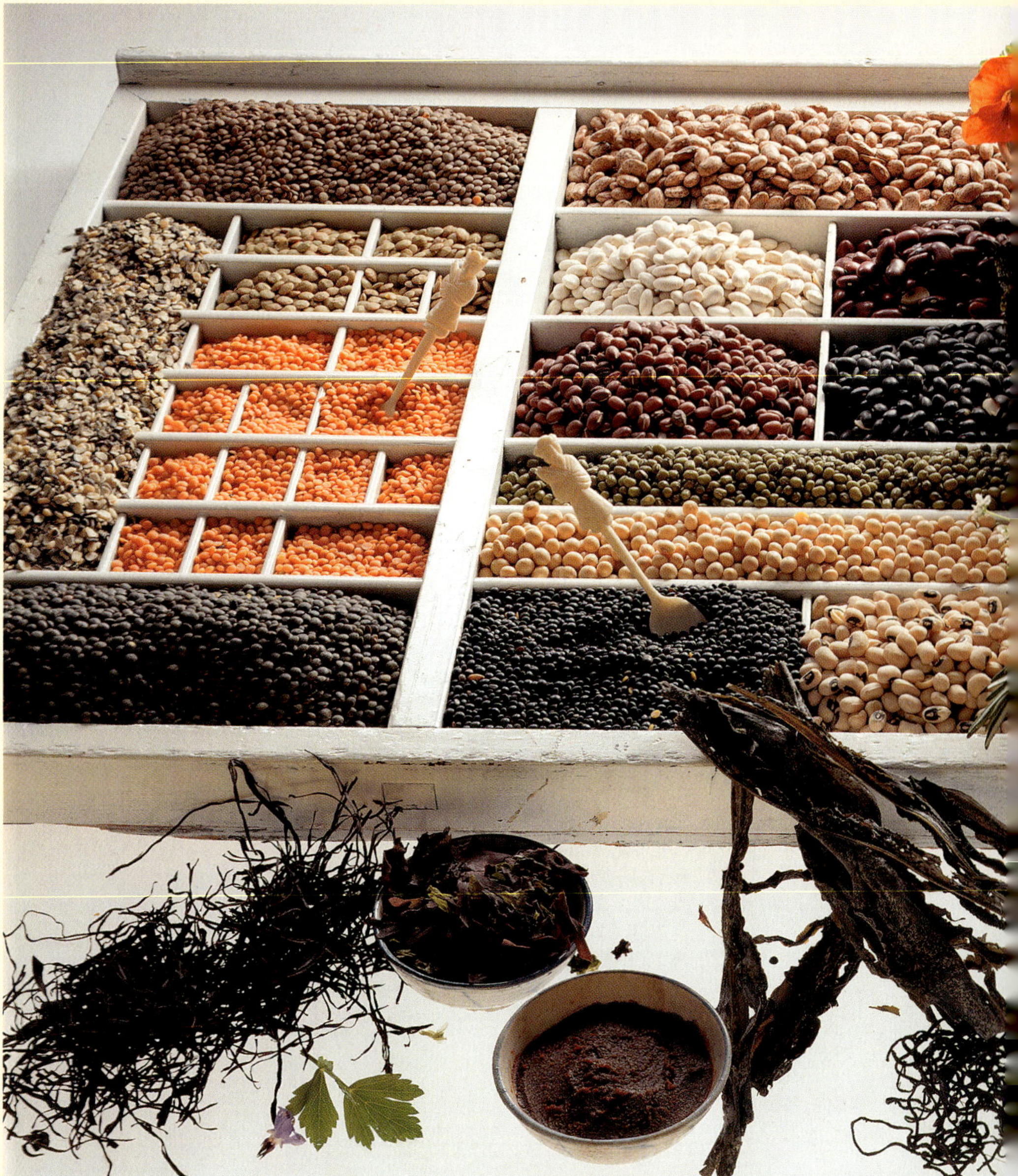

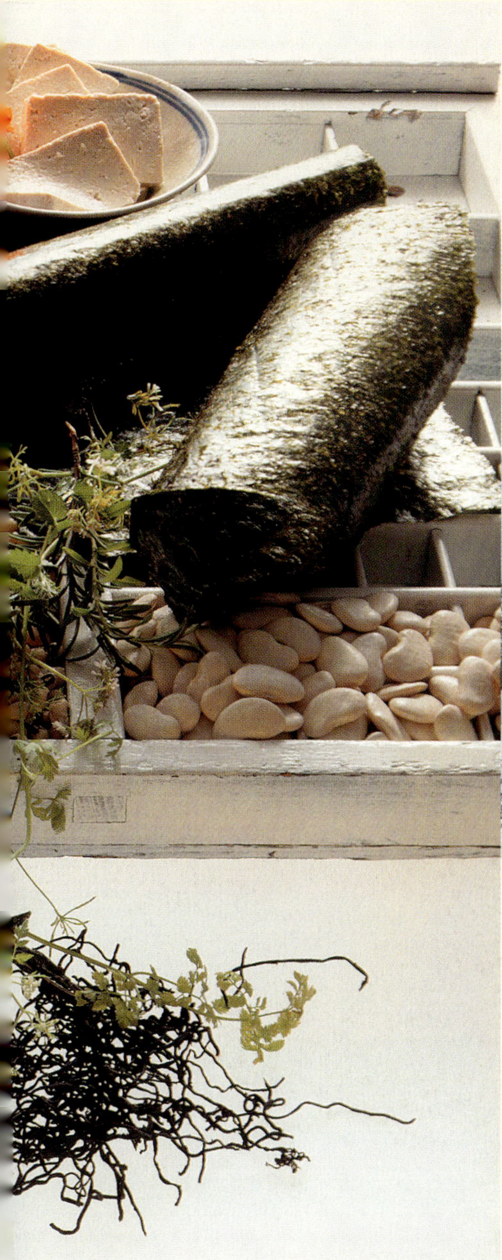

1 Braune Linsen
2 Pintobohnen
3 Tofu
4 Kanadische Berglinsen
5 Champagnerlinsen
6 Weiße Bohnen
7 Rote Nierenbohnen
8 Nori-Algen
9 Rote Linsen
10 Adzukibohnen
11 Schwarze Sojabohnen
12 Mungbohnen
13 Gelbe Sojabohnen
14 Schwarze Linsen

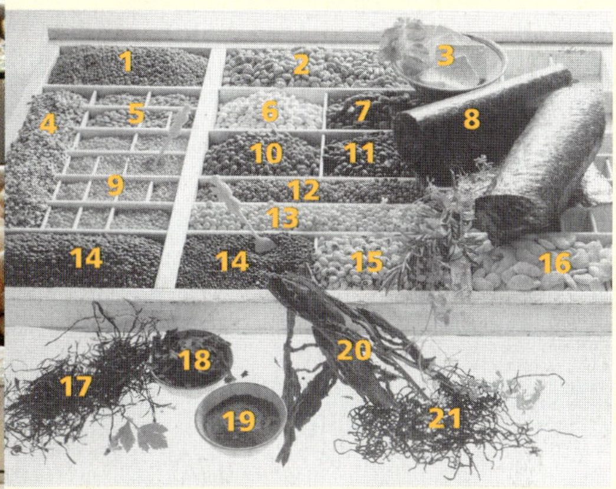

15 Schwarzaugenbohnen
16 Weiße Butterbohnen (Limabohnen)
17 Arame-Algen
18 Dulse-Algen
19 Miso
20 Wakame-Algen
21 Iziki-Algen

Chinesische Heilkräuter I

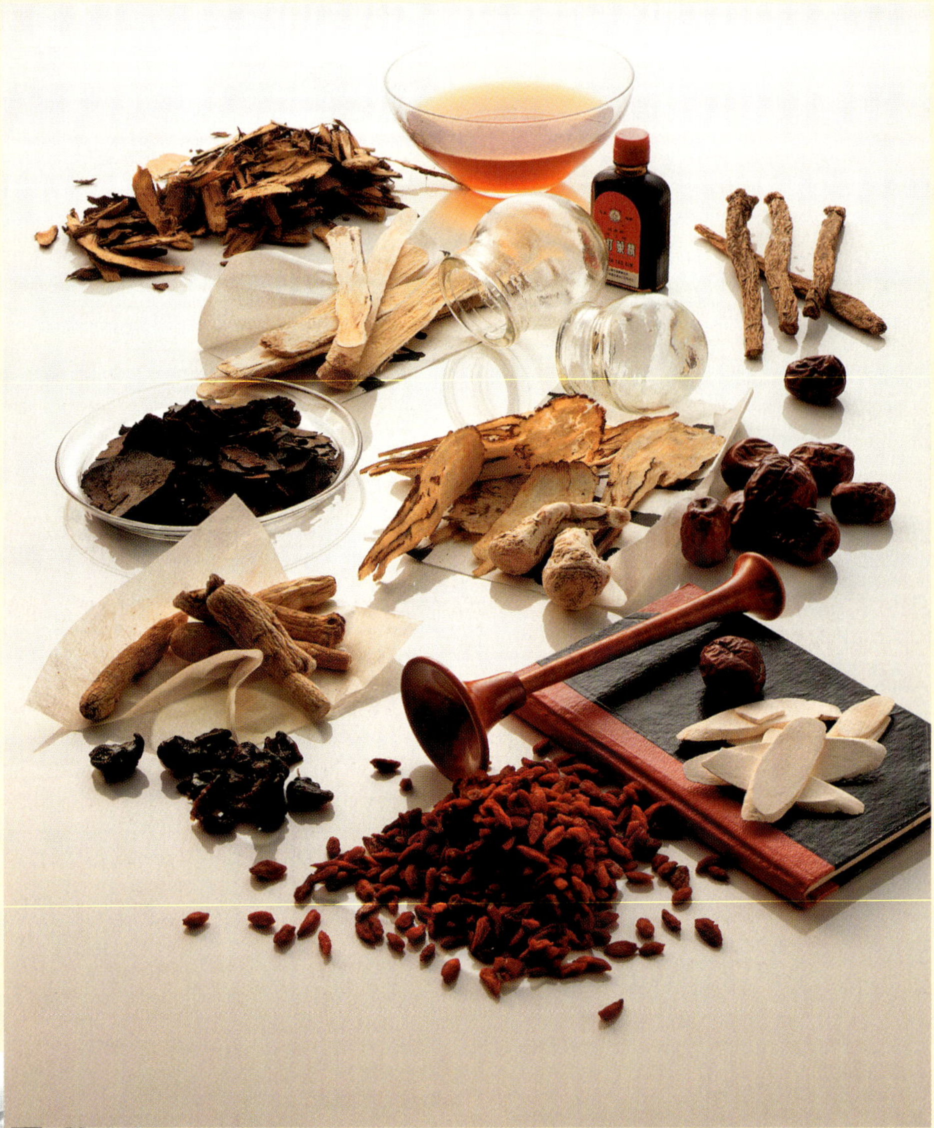

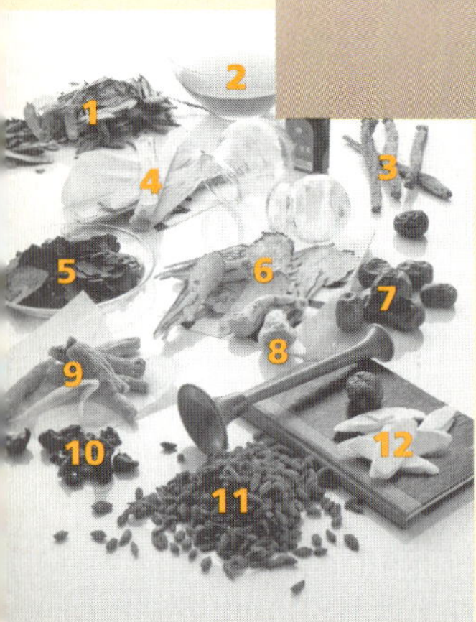

1 Chin. Süßholzwurzel
2 Süßholztee
3 Codonopsiswurzel
4 Astragaluswurzel
5 Polygonumwurzel
6 Chin. Angelikawurzel, geschnitten
7 Chin. Rote Datteln
8 Chin. Angelikawurzel
9 Ginsengwurzel
10 Longanfrüchte
11 Bocksdornfrüchte
12 Yamswurzel

Chinesische Heilkräuter II

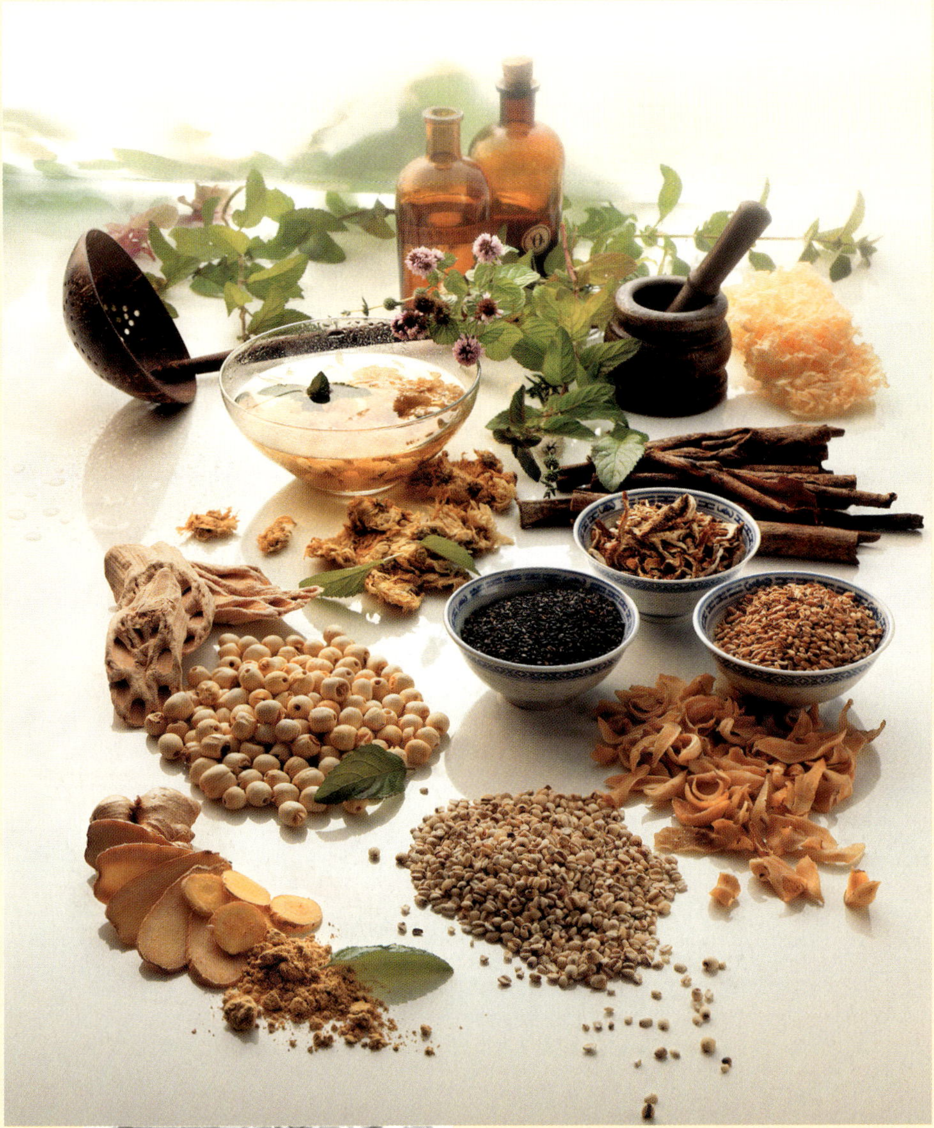

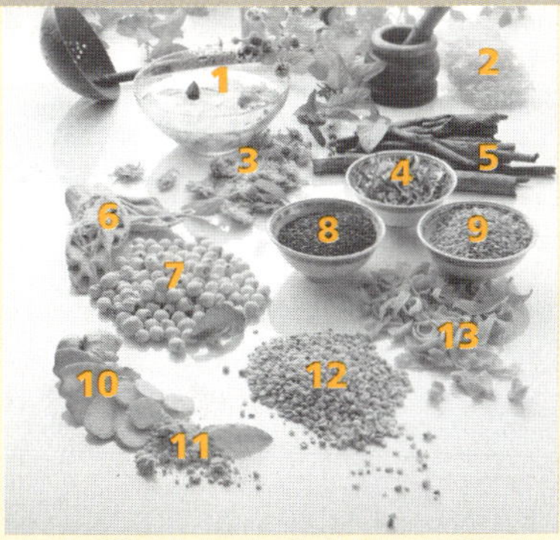

1 Chrysanthemenblütentee
2 Weißer Pilz
3 Chrysanthemenblüten
4 Bitterorangenschale
5 Zimtrinde
6 Lotoswurzel
7 Lotossamen
8 Schwarzer Sesam
9 Weizen
10 Ingwer, frisch
11 Ingwer, getrocknet
12 Jakobstränen
13 Lilienblumen

Gewürze

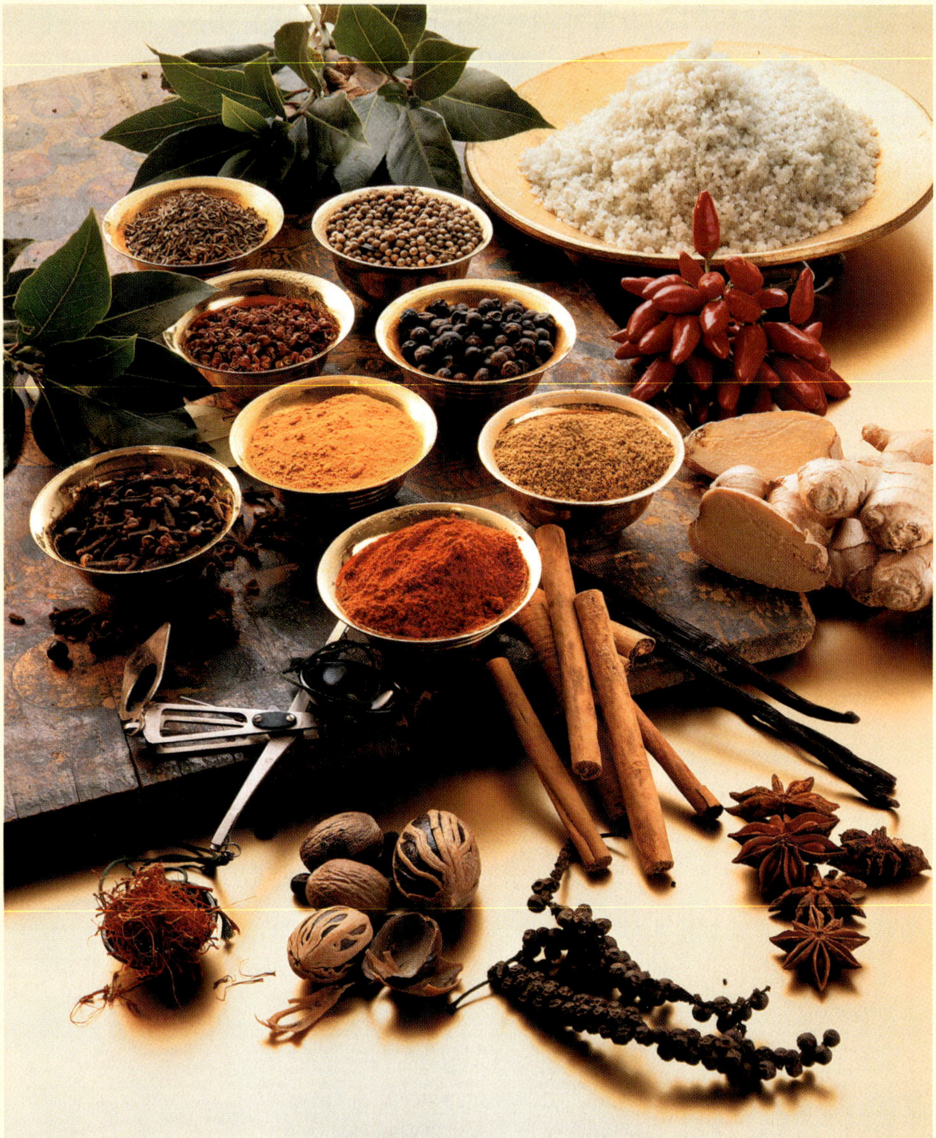

1 Lorbeer
2 Kümmel
3 Koriander
4 Meersalz, grau
5 Szechuanpfeffer
6 Wacholderbeeren
7 Chilischoten
8 Nelken
9 Curcuma

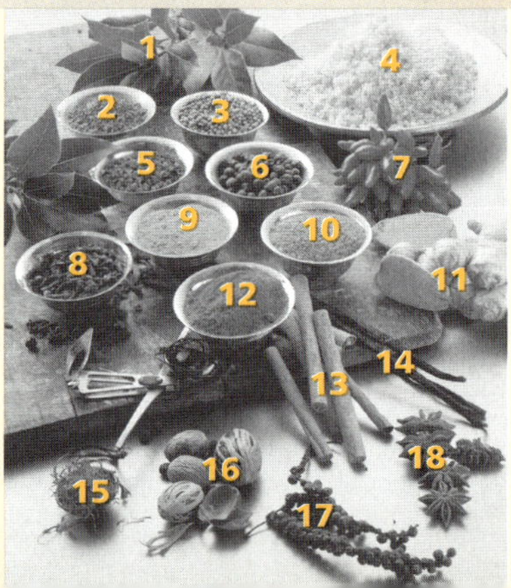

10 Cumin
11 Ingwer, frisch
12 Paprika
13 Zimtstangen
14 Vanillestangen
15 Safran
16 Muskatnüsse
17 Schwarzer Pfeffer
18 Sternanis

Teil 3

Chinesische Heilkräuter und ihre Verwendung in Suppen

精

Von den acht Zweigen der Traditionellen Chinesischen Medizin ist die Kräuterheilkunde in China die am meisten verwendete Therapieform. Dabei werden entsprechend der Diagnose individuelle Rezepturen erstellt, die der Patient in Form von Abkochungen einnimmt. Es gibt heute auch Fertigpräparate, die aber den Nachteil haben, dass man sie weniger individuell verabreichen kann.
Im chinesischen Volk ist es darüber hinaus eine weit verbreitete Vorliebe, einzelne Heilkräuter in der Küche zu verwenden. Dabei werden die Kräuter in Kraftsuppen mitgekocht, oder es wird eine Abkochung aus ihnen zubereitet, die man den Brühen oder Reissuppen beigibt. Einige der bekanntesten Rezepte habe ich für Sie ausgewählt. Die darin verwendeten chinesischen Heilkräuter können Sie zum einen in darauf spezialisierten Apotheken kaufen. Dort sind sie jedoch meistens recht teuer. Sie können die Kräuter aber auch im Kräuterversandhandel bestellen (Adressen siehe Anhang). Sie sollten bei der Bestellung darauf achten, sowohl die lateinische als auch die chinesische Bezeichnung anzugeben, damit Verwechslungen vermieden werden.
Bitte beachten Sie die Hinweise darauf, in welchen Fällen die Kräuter nicht verwendet werden sollten.

Menschenwurzel

Radix Ginseng (lat.) Ren Shen (chin.)

Ginseng gehört zu der Gruppe von Kräutern, die das Qi tonisieren, also stärken. Ginseng ist süß, leicht bitter und wirkt auf Lunge, Milz und Herz, also z.B. bei Symptomen wie Kurzatmigkeit, Schwäche, bei chronischem Durchfall und spontanem Herzklopfen. Da er – und dabei beziehe ich mich auf den weißen, nicht auf den roten, überwiegend aus Vietnam stammenden Ginseng – anders als die meisten anderen Kräuter in dieser Kategorie thermisch neutral ist, stärkt er als Qi-Tonikum die Produktion von Blut und besänftigt den Geist.
Ginseng ist eine teure Wurzel. Der billigste Ginseng kostet bei uns etwa 40 DM je 100 Gramm. Der seltene wilde Ginseng kann Hunderte von Dollar kosten.
Manchmal wird Ginseng auch »Weisheitswurzel« genannt, da er durch seinen Bezug zum Herz geistige Klarheit fördert. Deshalb wird Ginsengtee (siehe unten) von vielen Daoisten und Buddhisten getrunken, wenn sie sich zur Meditation zurückziehen.
Es ist aber ein großer Irrtum zu meinen, dass Ginseng immer und für jeden gesund sei. Das gibt es wohl bei keinem Heilmittel, auch wenn es oft so dargestellt wird. Nur in seltenen Fällen – und deshalb sage ich an dieser Stelle lieber:

in keinem Fall – sollte Ginseng bei akuten Geschehen wie grippalen Infekten verwendet werden, da er ebenso wie eine Fleischkraftbrühe sehr tonisierend wirkt. In dieser Situation würde die Kraft dieser Medizin den pathogenen Faktor stärken und somit den Infekt verschlimmern. Ebenso sollte er *nicht bei Yin-Leere mit aufsteigendem Yang und bei Bluthochdruck* verwendet werden.

Rinderbrühe mit Ginseng

- *Zubereitung*: Rinderkraftbrühe nach Grundrezept zubereiten (siehe Teil 2 »Grundrezepte für Fleischkraftbrühen«).
  In den letzten 40 Kochminuten eine Ginsengwurzel zugeben. Zum Schluss die Wurzel in feine Scheiben schneiden und wieder zur Brühe geben.
- *Wirkung:* Geeignet bei Schwäche von Qi und Blut, bei Einschlafstörungen auf Grund von Herz-Blut-Leere, bei Schwäche nach starker physischer Anstrengung oder einer Geburt und in der Rekonvaleszenz (Erholungsphase nach einem Infekt).
- *Einnahme:* 3–5 × täglich eine Tasse Brühe trinken.
- *Variante 1:* Statt des Ginsengs kann man auch Radix Codonopsis (chin.: Dang Shen), den »Ginseng des armen Mannes« verwenden. Diese Wurzel tonisiert ebenfalls das Qi von Lunge und Milz, ist süß und neutral, hat aber keine Wirkung auf den Geist.
- *Variante 2:* Auch andere Grundbrühen können verwendet werden. Achten Sie aber darauf, dass Sie keine zu stark erwärmende Thermik erzielen: Das würde die geistbesänftigende Wirkung des Ginseng beeinträchtigen.

Ginsengtee

- *Zubereitung:* Eine sehr milde Form der Einnahme von Ginseng erreicht man, wenn man ihn in eine Thermoskanne mit heißem Wasser legt. Dabei kann man die Wurzel auch mehrmals verwenden, also nicht nur für eine Kannenfüllung.
  Idealerweise sollte man das Wasser 10 Minuten lang gekocht haben – es wird dann der Wandlungsphase Feuer zugeordnet – und Heilquellenwasser ohne Kohlensäure benutzen, wenn die Qualität des Wassers vor Ort nicht gut ist.
- *Einnahme:* Dieser milde Ginsengtee kann zur Kräftigung den ganzen Tag über getrunken werden (Gegenanzeigen siehe oben).

Astragaluswurzel

Radix Astragalus (lat.) Huang Qi (chin.)

Die Astragaluswurzel gehört ebenfalls in die Gruppe der Qi-stärkenden Kräuter. Sie ist süß, etwas scharf und leicht warm und wirkt auf Milz und Lunge. Diese Wurzel bringt das Qi an die Oberfläche, stabilisiert die äußeren Körperschichten und schützt auf diese Weise vor dem Eindringen von krankmachenden Faktoren wie beispielsweise Wind. Sie hebt das Qi der Milz an; deshalb wird sie bei sinkendem Qi verwendet, wie es z.B. bei Senkungen von Organen, aber auch bei Schweregefühl und Müdigkeit vorkommt. *Für die Astragaluswurzel gelten dieselben Gegenanzeigen wie für die Ginsengwurzel.*

Astragalus-Hühnersuppe

- *Zubereitung:* Hühnerbrühe kochen (siehe Teil 2 »Grundrezepte für Fleischkraftbrühen«). In den letzten 40 Kochminuten die Astragaluswurzel hinzufügen.
- *Wirkung:* Hilft bei Schwäche von Qi und Blut.
- *Einnahme*: Zu Beginn der kalten Jahreszeit täglich 1–2 Tassen Brühe trinken.

Yamswurzel

Rhizoma Dioscorea (lat.) Shan Yao (chin.)

Auch die Yamswurzel gehört in die Kategorie der Qi-tonisierenden Kräuter. Sie ist süß und neutral, stärkt das Qi von Lunge, Milz, Magen und Niere, hält zusammen (adstringiert[1]) und wird bei Appetitlosigkeit, spontanen Schweißausbrüchen, chronischem, weißem Ausfluss, chronischem Husten, nächtlichen Samenergüssen, Diabetes und häufigem Harndrang durch Qi-Leere gegeben.

Yamswurzel-Adzukibohnen-Brei

- Zubereitung: Die Bohnen kochen (siehe Teil 2 »Hinweise zur Zubereitung von Hülsenfrüchten«). Nach der Hälfte der Kochzeit Yamswurzeln zugeben und weich kochen. Am Ende etwas süßen.
- *Wirkung:* Stärkt die Milz; leitet

1 Adstringierende Heilkräuter und Nahrungsmittel wirken dem unnatürlichen »Auslaufen« von Flüssigkeiten entgegen, wie z.B. bei chronischem Ausfluss, Durchfall, unfreiwilligen Samenergüssen und nächtlichem Schwitzen.

überschüssige Feuchtigkeit und Hitze aus.

- *Empfehlung*: Als Frühstücksbrei essen.

Yamswurzeltee

- *Zubereitung:* Yamswurzeln 30 Minuten kochen, abseihen und den Tee in eine Thermoskanne füllen.
- *Einnahme:* Bei Diabetes 2–3 Tassen täglich trinken.

Chinesische Süßholzwurzel

Radix Glycyrrhicae (lat.) Gan Cao (chin.)

Die Süßholzwurzel gehört zur Gruppe der Qi-stärkenden Kräuter. Sie ist süß und warm, schmeckt wie Lakritze und wirkt auf Herz, Lunge, Milz und Magen. Süßholz stärkt bei unregelmäßigem Pulsschlag durch Blut- und Qi-Leere des Herzens, kräftigt die Milzfunktionen, befeuchtet bei trockenem Husten durch Lungen-Qi-Mangel und wirkt sehr entgiftend.

Herzstärkender Süßholztee

- *Zubereitung:* Süßholzwurzel, Rote Datteln (siehe Seite 128) und Weizen 40 Minuten köcheln, abseihen und den Tee im Kühlschrank aufbewahren. Die Zutaten wegwerfen.
- *Wirkung:* Stärkt bei Blut- und Qi-Leere des Herzens mit Einschlafstörungen, Schreckhaftigkeit und spontanem Herzklopfen.
- *Einnahme:* Täglich vor dem Schlafen trinken (vgl. auch Rezept »Weizentee«).
- *Variante:* Dieses Rezept kann mit Hühnerbrühe ergänzt werden; so wird es noch kräftigender.

Chinesische Angelikawurzel

Radix Angelica Sinensis (lat.) Dang Gui (chin.)

Diese Wurzel ist eine Frauenmedizin. Sie gehört in die Gruppe der Kräuter, die das Blut tonisieren. Sie ist süß, bitter, leicht scharf, warm und wirkt auf Leber, Herz und Milz. Sie nährt und dynamisiert das Blut und wird daher vorwiegend zur Blutbildung benutzt; aber auch, um Blut zu bewegen, z.B. nach Geburt und

Menstruation, wenn die Gebärmutter Mutterkuchen bzw. Gewebe abgestoßen hat und es dadurch zu Blutfluss und Wundheilungsprozessen kommt. Hierbei bewegt *Dang Gui* (sprich: Dang Gwei) das Blut sanft, verhindert dadurch Stagnation und hilft, neues Blut zu bilden. Man sollte Angelikawurzel vorsichtshalber *nicht während der Menstruation* verwenden, da sie verstärkten Blutfluss auslösen kann.

Hühnerbrühe mit Angelikawurzel

- *Zubereitung:* Hühnerbrühe kochen (siehe Teil 2 »Grundrezepte für Fleischkraftbrühen«). In den letzten 40 Kochminuten Angelikawurzel und nach Belieben einige Lotoswurzeln (siehe unten bei »Lotossamen«) hinzufügen, abseihen und Brühe im Kühlschrank aufbewahren. Die Zutaten wegwerfen.
- *Wirkung:* Stärkt Qi und Blut nach der Entbindung und nach der Menstruation.
- *Variante:* Radix Codonopsis (siehe bei »Menschenwurzel«, Seite 123) zugeben, um das Qi zu stärken.
- *Einnahme:* Täglich 2–3 Tassen von der Brühe trinken.

Karpfensuppe mit Angelika- und Astragaluswurzel

- *Zubereitung:* Aus Karpfen eine Brühe zubereiten (siehe Teil 2 »Fischsuppen«). Angelika- und Astragaluswurzel mitkochen.
- *Wirkung:* Stärkt die Mitte; nährt Qi und Blut; fördert die Milchbildung.
- *Einnahme:* 1–2 × täglich eine Portion Brühe trinken.

Lotossamen

Semen Nelumbinus (lat.) Lian Zi (chin.)

Lotossamen gehören in die Gruppe der adstringierenden (zusammenhaltenden; vgl. Anmerkung auf Seite 124) Kräuter. Sie sind süß, leicht sauer und neutral und wirken auf Herz, Milz und Niere. Sie stärken die Milz, wirken gegen Durchfall, weißen Ausfluss, Unruhe und unfreiwilligen Samenverlust. Man kann sie reichlich in Fleischkraftbrühen oder in Reis-Congees (vgl. Teil 2 »Salzige Reissuppen«) mitkochen (siehe auch Rezept »Rote-Bohnen-Suppe mit Lotossamen«).
Die *Lotoswurzel* erhält man in Asia-Shops als weiße Wurzelstücke mit Löchern darin. Sie sind süß und neutral, nähren Blut und Säfte und regulieren den Blutfluss (siehe Rezept »Hühnerbrühe mit Angelikawurzel«).

Bocksdornfrüchte

Fructus Lycii (lat.) Gou Qi Zi (chin.)

Diese kleinen roten Samen gehören in die Gruppe der Kräuter, die Blut und Yin nähren. Sie sind süß und neutral, befeuchten die Augen und die Kehle, nähren das Yin der Leber und der Niere und stärken das Augenlicht. Sie sind auch wirksam bei leichtem Diabetes.

Hühnerbrühe mit Angelikawurzel und Bocksdornfrüchten

- *Zubereitung:* Hühnerbrühe zubereiten (siehe Teil 2 »Grundrezepte für Fleischkraftbrühen«). In den letzten 40 Minuten Angelikawurzel (siehe oben) und Bocksdornfrüchte mitkochen.
- *Wirkung:* Stärkt die Milz; nährt das Blut und das Yin der Leber.
- *Einnahme:* Täglich 2–3 Tassen Brühe trinken.

Reis-Congee mit Hühnerleber und Bocksdornfrüchten

- *Zubereitung:* Reissuppe nach Grundrezept zubereiten (siehe Teil 2 »Reissuppen-Grundrezept«). Hühnerleber und Bocksdornfrüchte mitkochen; mit Sojasoße abschmecken.
- *Wirkung*: Stärkt Qi und Blut; bei Nachtblindheit, trockenen Augen und verschwommenem Sehen durch Blut-Leere.

Klare Ochsenschwanzsuppe mit Bocksdornfrüchten

- *Zutaten:* Bocksdornfrüchte, Ochsenschwanzstücke, Rinderbrühe nach Grundrezept (siehe Teil 2 »Grundrezepte für Fleischkraftbrühen«), Shiitakepilze, Frühlingszwiebeln, Reiswein, frischer Ingwer.
- *Zubereitung:* Shiitakepilze einweichen. Ochsenschwanzscheiben blanchieren; dadurch werden Fett und Unreinheiten entfernt. In der Rinderbrühe weitere 1–2 Stunden kochen. Dann Frühlingszwiebeln, Shiitakepilze, Reiswein, Bocksdornfrüchte und Ingwer zugeben und alles sanft köcheln lassen.
- *Wirkung*: Stärkt das Qi; nährt das Leber-Blut; bei Augenflimmern oder trockenen Augen, Muskelverspannungen oder Wadenkrämpfen durch Blut-Leere.

Polygonumwurzel

Radix Polygonum Multiflorum (lat.) He Shou Wu (chin.)

Die Polygonumwurzel gehört in die Gruppe der Kräuter, die das Blut nähren. Sie ist bitter, süß, adstringierend (vgl. Anmerkung auf Seite 124) und leicht warm. Sie wirkt auf Leber und Niere, nährt Blut und *Jing* und befeuchtet den Darm bei Verstopfung durch Blut-Mangel. Vor allem ist die Wurzel wegen ihrer Wirkung auf die Haare berühmt. Man setzt sie bei Haarausfall sowie bei stumpfem bzw. ergrauendem Haar ein. Wegen ihrer adstringierenden Wirkung hilft sie auch bei unfreiwilligem Samenverlust und Ausfluss.

Karpfensuppe mit Polygonumwurzel

- *Zutaten:* Polygonumwurzel, Karpfen, Lorbeer, Pfefferkörner, Stück Sellerieknolle, Lauch, Salz, Pfeffer, Sherry, Honig.
- *Zubereitung:* Polygonumwurzel 40 Minuten köcheln. Ausgenommenen Karpfen gut waschen; in separatem Topf mit Lorbeer, Pfefferkörnern, Sellerie und Lauch 20 Minuten sanft köcheln. Den Sud der Polygonumwurzel zugeben und alles mit Salz, Pfeffer, Sherry und etwas Honig abschmecken.
- *Wirkung:* Stärkt die Niere; kräftigt das Haar und verhindert Haarausfall durch Blut-Leere.
- *Einnahme:* Täglich 2–3 Tassen von der Brühe trinken.

Rote Datteln

Fructus Jujubae (lat.) Da Cao (chin.)

Rote Datteln gehören in die Kategorie der Qi-tonisierenden Nahrungsmittel. Sie sind süß und neutral, stärken das Qi von Milz und Magen und besänftigen den Geist. Sie können sowohl süßen Reis-Congees als auch Fleischkraftbrühen beigefügt werden (vgl. auch die Rezepte in Teil 2 »Reissuppe mit Lotossamen« und in Teil 3 »Herzstärkender Süßholztee«) und helfen bei Symptomen eines Milz-Qi-Mangels.

Ligusticiwurzel

Radix Ligustici Wallicii (lat.) Chuan Xiong (chin.)

Diese Wurzel gehört in die Gruppe von Kräutern, die das Blut sanft bewegen und den Blutfluss harmonisieren. Sie ist scharf und warm, wirkt auf Perikard, Leber und Gallenblase und wird eingesetzt, um Qi und Blut zu bewegen. Deshalb hilft sie bei Schmerzen durch Qi- und Blutstagnation.
Sie ist *nicht angezeigt bei Yin-Leere mit aufsteigendem Leber-Yang.*

Muschelsuppe mit Ligusticiwurzel

- *Zutaten:* Ligusticiwurzeln, frische Miesmuscheln ohne Schale, Karotten, Pastinaken, Salz, Pfeffer, Sherry, frischer Ingwer, Frühlingszwiebeln.
- *Zubereitung:* Ligusticiwurzeln 40 Minuten köcheln, dann abseihen. Karotten und Pastinaken im Kräutersud mit zusätzlichem Wasser weich köcheln. Miesmuscheln gut in Salzwasser waschen; mit Salz, Pfeffer, Sherry, Ingwer und Frühlingszwiebeln weitere 5 Minuten im Sud köcheln.
- *Wirkung:* Lindernd bei Menstruationsschmerzen durch Qi- und Yang-Leere; fördert den Blutfluss; sehr erwärmend.

Jakobstränen

Semen Coicis (lat.) Yi Yi Ren (chin.)

Diese der Perlgerste sehr ähnlichen Samen werden oft zu chinesischen Kräuterdekokten zugegeben, um andere Kräuter verdaulicher zu machen. Jakobstränen sind süß, fade und erfrischend bis kalt. Sie fördern das Wasserlassen, stärken die Milz und leiten Hitze, Feuchtigkeit und Eiter aus, weshalb sie bei Akne, Schleimstühlen und Entzündungen in Unterleib gegeben werden.

Jakobstränentee

- *Zubereitung:* Jakobstränen im Verhältnis 1:7 in Wasser weich kochen und abseihen. In eine Thermoskanne füllen und über den Tag verteilt trinken.
- *Empfehlung:* Die Samen anderweitig verwenden, z.B. in einer Reissuppe (vgl. auch Rezept »Süße Suppe mit Mungbohnen und Jakobstränen«).

Lilienblumen

Bulbus Lilly (lat.) Bai He (chin.)

Lilienblumen gehören zu den Yin-stärkenden Kräutern. Sie sind süß, kühl und wirken auf Lunge und Herz. Man gibt sie bei trockenem Husten, Heiserkeit und Ruhelosigkeit durch Yin-Leere.

Geflügelbrühe mit Weißem Pilz und Lilienblumen

- *Zubereitung:* Hühnerbrühe zubereiten (siehe Teil 2 »Grundrezepte für Fleischkraftbrühen«). Weißen Pilz und Lilienblumen in Wasser einweichen. Dann in Brühe erhitzen und sanft 20 Minuten köcheln. Vor dem Servieren etwas Honig zugeben.
- *Wirkung:* Stärkt das Lungen-Qi; befeuchtet Lunge und Haut.
- *Empfehlung:* Weißen Pilz kann man in Asia-Shops kaufen. Er erinnert an Lungengewebe und hat die Farbe der Wandlungsphase Metall. Daher sagt man ihm eine die Lunge befeuchtende Wirkung nach.

Bitterorangenschale

Pericarpium Citri Reticulatae (lat.) Chen Pi (chin.)

Die getrocknete Schale der Bitterorange gehört in die Gruppe der Heilmittel, die das Qi bewegen. Sie ist scharf, bitter und warm und wird eingesetzt, um schwerer verdauliche Nahrungsmittel oder Kräuter bekömmlicher zu machen. Sie hat eine leichte milzstärkende Wirkung, trocknet Feuchtigkeit und harmonisiert den Qi-Fluss. Bitterorangenschale bewegt das Qi der Leber bei Blähungen, Übelkeit und Völlegefühl. Sie ist eine gute Beigabe zu allen Fleischgerichten, auch zu Kraftbrühen, wenn die Milz schwach ist und man zu Leber-Qi-Stagnation neigt.

Ingwer

Radix Zingiberis (lat.) getrocknet: *Gan Jiang* frisch: *Sheng Jiang (chin.)*

Getrockneter Ingwer gehört zur Kategorie der Kräuter, die das Innere wärmen; er ist in dieser Form scharf und sehr heiß. Er wird bei Verdauungsproblemen durch Kälte verwendet. Liegt jedoch keine Kälte vor, sollte man sehr vorsichtig mit getrocknetem Ingwer sein.

Frischer Ingwer dagegen ist scharf und warm. Er gehört zu der Gruppe von Kräutern, die Wind und Kälte aus dem Körper vertreiben. Deshalb wirkt er sehr gut bei Erkältungen, die mit dem Einfluss äußerer Kälte, Wind und Feuchtigkeit zu tun haben.

Leider wird er oft als allgemein gutes Mittel gegen Erkältungen »gehandelt«, was absolut falsch ist. Grob kann man bei grippalen Infekten zwei Formen unterscheiden: Jene, die durch Wind-Kälte, und andere, die durch Wind-Hitze verursacht sind. An folgender Tabelle können Sie die Unterschiede erkennen:

Wind-Kälte	***Wind-Hitze***
• kein oder wenig Fieber	• leichtes bis höheres Fieber
• Frösteln bis zu starker Kälteabneigung	• Frösteln, aber auch Hitzegefühle
• Kratzen im Hals	• Halsschmerzen mit Rötung
• kein Durst	• Durst
• kein Schwitzen	• leichtes Schwitzen, Hitzegefühle
• Schnupfen/Husten mit reichlichem, dünnflüssigem Sekret	• Schnupfen/Husten mit gelbem Sekret
• Gliederschmerzen	• rote juckende Augen

Frischen Ingwer soll man nur bei Wind-Kälte geben, und dann am besten bei den ersten Anzeichen. Dies wird den weiteren Verlauf des Infektes stoppen, da der pathogene Faktor von Wind-Kälte durch die warme und scharfe Natur des Ingwers vertrieben wird. Sehr gut ist es, sich hinzulegen, Tee aus frischem Ingwer zu trinken und sich sehr warm einzupacken, so dass man leicht zum Schwitzen kommt.

Ingwertee

- *Zubereitung:* Ein daumengroßes Stück Ingwer in 1 Liter Wasser 10 Minuten kochen.
- *Einnahme:* Tee heiß trinken, bis leichtes Schwitzen eintritt.
- *Empfehlung:* Ingwertee eignet sich nicht als Dauergetränk, vor allem nicht bei Yin-Mangel, da auf Dauer durch seine thermisch warme Wirkung die Säfte verletzt werden.

Ingwer-Reissuppe

- *Zubereitung:* Reissuppe nach Grundrezept zubereiten (siehe Teil 2 »Reissuppen-Grundrezept«). In den letzten 20 Kochminuten frischen Ingwer zugeben.
- *Wirkung:* Unterstützt die Qi-Zirkulation; wärmt Milz und Magen; wirkt Übelkeit entgegen und entgiftet: Deshalb sollte er immer in sehr kleinen Mengen bei Fleischgerichten verwendet werden.

Chrysanthemenblüten

Flos Chrysanthemi (lat.) Ju Hua (chin.)

Chrysanthemenblüten sind ein hervorragendes Mittel gegen *Wind-Hitze* (vgl. S. 131), und zwar besonders dann, wenn diese mit roten, juckenden Augen verbunden ist. Sie sind scharf, kühl und leiten Wind und Hitze aus den Augen aus. Für Menschen mit Heuschnupfen ist folgender Tee hervorragend:

Chrysanthemenblütentee

- *Zubereitung:* Eine Hand voll Chrysanthemenblüten überbrühen und 10 Minuten ziehen lassen.
- *Einnahme:* Täglich 3–5 Tassen trinken.
- *Variante:* Wer den leicht bitteren Geschmack des Tees nicht mag, kann den Sud zu einer Reissuppe wie der folgenden geben:

Chrysanthemen-Congee

- *Zubereitung:* Reissuppe aus Rundkornreis nach Grundrezept kochen (siehe Teil 2 »Reissuppen-Grundrezept«).Vor dem Servieren den konzentrierten Chrysanthemensud und einige Pfefferminzblätter, die die Ausleitung von Wind-Hitze verstärken, dazugeben und nach Bedarf süßen.
- *Empfehlung:* Bei roten, juckenden Augen durch Wind-Hitze morgens und abends eine Schale essen.

Zimtrinde

Cortex Cinnamomi (lat.) Rou Gui (chin.)

Zimtrinde gehört wie der getrocknete Ingwer zu der Gruppe von Heilpflanzen, die das Innere wärmen. Deshalb sollten Menschen *mit Hitze oder Blut- und Säfte-Leere Zimtrinde meiden.* Die Rinde ist scharf und heiß und wärmt das Innere bei Kältezuständen. In kleinen Mengen ist Zimtrinde geeignet für Vegetarier, um ihr Yang zu stärken. Bei alten Menschen gibt es häufig eine Erschöpfung des Herz-Yang, die sich als starke Müdigkeit und in Herzbeschwerden äußert. Bei ihnen ist Zimtrinde ebenfalls hilfreich, da sie das Qi in der Brust bewegt und wärmt (vgl. Rezept »Wärmendes Grundrezept für eine Gemüsekraftbrühe«).
Die *Zweige des Zimtbaumes* (lat.: *Ramulus Cinnamomi*, chin.: *Rou Gui*) werden zum Vertreiben von akuter Wind-Kälte eingesetzt. Dazu kocht man sie zusammen mit Ingwer und trinkt den Tee.

Nahrungsmitteltabellen

Tabelle 1 Reis und Getreide

Name	Geschmack	Thermik	Wirkung
Amaranth	süß, leicht bitter	neutral	wandelt Schleim um
Basmatireis	süß	neutral	stärkt Milz und Magen
Buchweizen	süß, leicht bitter	neutral bis kühl	fördert Verdauung, wandelt Feuchtigkeit um
Dinkel	süß	neutral bis kühl	stärkt Mitte, nährt Leber-Blut
Duftreis	süß	neutral	stärkt Milz und Magen
Gerste	süß, leicht salzig	kühl	stärkt Milz, kühlt Blase, diuretisch[1]
Grünkern	süß, leicht sauer	neutral bis warm	nährt Leber-Blut
Hafer	süß	neutral, leicht warm	stärkt Qi und Abwehrkraft
Hirse	süß, leicht salzig	kühl bis neutral	stärkt Milz und Niere, diuretisch[1]
Kasha	süß, leicht bitter	warm	wandelt Feuchtigkeit um
Klebreis	süß	warm	stärkt Milz und Magen
Klebreis, Schwarzer	süß	neutral	stärkt Qi und Blut
Langkornreis	süß	leicht warm	stärkt Milz und Magen
Polenta	süß	neutral	stärkt Magen-Qi, diuretisch[1]
Reis, Roter	süß	neutral	stärkt Milz, nährt Blut
Reis, Süßer	süß	warm	stärkt Qi und Blut, befeuchtet
Reis, Wilder	süß, leicht bitter	kühl	stärkt Niere und Blase, diuretisch[1]
Roggen	bitter, leicht süß	neutral	wandelt Feuchtigkeit um, glättet Qi-Fluss
Rundkornreis	süß	neutral	stärkt Milz und Magen
Weizen	süß	kühl	nährt Yin von Herz und Niere, befeuchtet

Alle Getreidesorten stärken im Allgemeinen Milz und Magen und nähren Qi und Blut. Getreide sollte 65 % unserer Nahrung ausmachen.

Tabelle 2 Hülsenfrüchte, Nüsse und Samen

Name	Geschmack	Thermik	Wirkung
Adzukibohnen	süß, sauer	neutral	stärken Milz, Herz und Niere, diuretisch[1]
Butterbohnen, Weiße	süß	kühl	befeuchten Haut, diuretisch[1]
Cashewnüsse	süß	neutral	befeuchten Lunge und Dickdarm

1 Eine diuretische Wirkung bei Nahrungsmitteln bedeutet, dass sie die Ausscheidung von überschüssigen Flüssigkeiten fördern.

Erbsen	süß	neutral	stärken die Mitte, diuretisch[1]
Erdnüsse	süß	neutral	befeuchten Lunge, stärken Milz
Haselnüsse	süß, bitter	neutral bis warm	stärken Milz und Magen
Kastanien (Maronen)	süß	warm	stärken Niere, Gehirn und Jing
Kichererbsen (Garbanzobohnen)	süß	neutral	stärken Milz und Herz
Kokosnüsse	süß	warm	stärken Qi von Herz und Lunge
Kürbiskerne	süß, bitter	neutral	stärken Milz und Darm, helfen bei Würmern
Limabohnen	süß	kühl	befeuchten Haut, diuretisch[1]
Linsen	süß	neutral	stärken Herz und Niere, diuretisch[1]
Mandeln	süß	neutral	befeuchten Lunge und Dickdarm
Mungbohnen	süß	kühl bis kalt	nähren Leber-Yin, diuretisch[1]
Nierenbohnen, Rote	süß	kühl	nähren Yin von Herz und Niere, diuretisch[1]
Pistazien	süß, bitter, sauer	neutral	nähren Yin von Niere und Leber
Schwarzaugenbohnen	süß	neutral	stärken Magen und Niere
Sesam,Schwarzer	süß	neutral	befeuchtet Darm, nährt Yin
Sesam, Weißer	süß	neutral	nährt Blut und Yin
Sojabohnen, Gelbe	süß	neutral bis kühl	stärken Milz, diuretisch[1]
Sojabohnen, Schwarze	süß	neutral	stärken Nieren-Yin, diuretisch[1]
Sonnenblumenkerne	süß	neutral	nähren Yin, befeuchten
Walnüsse	süß	warm	stärken Nieren-Qi, -Essenz und Gehirn

Alle Hülsenfrüchte haben im Allgemeinen eine Qi-stärkende Wirkung und fördern das Wasserlassen. Sie werden in den Rezepten trotz ihres süßen Geschmacks dem Wasserelement zugeordnet. Beachten Sie bitte auch die »Hinweise zur Zubereitung von Hülsenfrüchten« auf S. 84. Nüsse, Kerne und Samen sind durch ihren hohen Fett- und Eiweißgehalt sehr nährend, aber auch fett und dadurch schwer verdaulich. Deshalb können sie – im Übermaß genossen – Feuchtigkeit und Hitze verursachen.

Tabelle 3 Gemüse und Salate

Name	Geschmack	Thermik	Wirkung
Alge	salzig	kalt	löst Schleimansammlung, kühlt Hitze
Artischocke	süß, etwas bitter	kühl	kühlt Leber-Hitze, nährt Lungen-Yin
Aubergine	süß	kühl	kühlt und bewegt Blut
Austernpilz	süß	kühl	nährt Blut und Qi

1 Eine diuretische Wirkung bei Nahrungsmitteln bedeutet, dass sie die Ausscheidung von überschüssigen Flüssigkeiten fördern.

Avocado	süß, fett	kühl bis kalt	nährt Yin von Leber, Lunge und Dickdarm
Blumenkohl	süß	kühl bis neutral	nährt Lungen-Yin
Bohne, grün	süß	neutral	nährt Qi und Blut
Broccoli	süß, leicht bitter	kühl	nährt Leber-Blut
Champignon	süß	kühl	nährt Blut
Chinakohl	süß	kühl	nährt Yin von Lunge, Magen und Dickdarm
Eisbergsalat	bitter, süß	kühl	nährt Säfte
Endiviensalat	bitter	kühl	senkt Qi ab, nährt Säfte
Erbse, grün	süß	neutral	nährt Blut und Qi, diuretisch[1]
Fenchel	süß, scharf	warm	reguliert Qi, wärmt das Innere
Frühlingszwiebel	scharf	warm	reguliert Qi, wärmt Milz und Niere
Gurke	süß	kühl	kühlt und befeuchtet, diuretisch[1]
Karotte (Möhre)	süß	neutral	stärkt Milz und Leber, reguliert Qi-Fluss
Kartoffel	süß	neutral	stärkt Mitte, hemmt Entzündungen
Kohlrabi	scharf, süß, bitter	neutral	bewegt Qi und Blut, diuretisch[1]
Kresse	scharf, bitter, süß	kühl	bewegt Qi und Blut, diuretisch[1]
Kürbis	süß	warm	stärkt Lunge und Milz, diuretisch[1]
Lauch (Porree)	scharf, süß	warm	bewegt Qi, fördert Schwitzen
Paprika	süß, leicht bitter	kühl	nährt Blut und Yin, bewegt Qi
Pastinake	süß, bitter, scharf	warm	reguliert Qi
Petersilienwurzel	süß, leicht scharf	warm	regt Verdauung an
Pilz, Weißer	süß, leicht scharf	kühl	befeuchtet Lunge
Radieschen	scharf	kühl	bewegt Qi und Blut, kühlt Hitze
Rettich	scharf, süß	kühl	nährt Lunge und Milz, vertreibt Schleim
Rosenkohl	süß, bitter	warm	reguliert Qi, senkt Qi ab
Rote Bete	süß, leicht bitter	neutral	stärkt Herz, nährt Blut und Yin
Rucola (Rauke)	scharf, bitter	kühl	regt Verdauung an, bewegt Qi
Salat, Grüner	süß, leicht bitter	kühl	kühlt Hitze
Schwarzwurzel	süß, leicht bitter	kühl	nährt Yin
Sellerieknolle	süß, leicht bitter	kühl	stärkt Magen-Qi
Selleriestange	süß, leicht bitter	kühl	bewegt Leber-Qi, kühlt Hitze
Shiitakepilz	süß	neutral	stärkt Qi und Immunsystem
Spargel	süß, bitter	kühl	nährt Yin von Lunge und Niere, diuretisch[1]
Spinat	süß	kühl	nährt Blut und Yin, fördert Ausscheidung

1 Eine diuretische Wirkung bei Nahrungsmitteln bedeutet, dass sie die Ausscheidung von überschüssigen Flüssigkeiten fördern.

Sprossen	süß, leicht sauer	kühl	nähren die Säfte
Steinpilz	süß	neutral	stärkt Qi
Süßkartoffel	süß	warm	stärkt Qi, befeuchtet
Tomate	sauer, süß	kühl bis kalt	nährt Leber-Yin, kühlt Hitze
Weißkohl	süß, leicht scharf	neutral	reguliert Qi, fördert Verdauung
Wirsing	süß	neutral	nährt Qi und Blut
Zucchini	süß, leicht bitter	kühl	kühlt Hitze, diuretisch[1]
Zwiebel, Schalotte	scharf, süß	warm	bewegt Qi und Yang

Tabelle 4 Fleisch

Name	Geschmack	Thermik	Wirkung
Ente	süß, leicht salzig	neutral bis kühl	stärkt Qi, Blut und Säfte
Gans	süß	neutral bis kühl	stärkt Milz, Magen und Lunge
Hammel	süß, leicht bitter	warm bis heiß	stärkt Milz- und Nieren-Yang
Hase, wild	süß	kühl	stärkt Qi und Blut, baut Substanz auf
Hirsch	süß, scharf	warm	stärkt Qi und Yang der Niere
Huhn	süß	warm	stärkt Qi, Blut und Jing
Hühnerei	süß	neutral	stärkt Blut, Yin und Jing (siehe auch »Ei« in Tabelle 10)
Hühnerleber	süß	warm	nährt Leber-Blut
Kalb	süß	neutral	stärkt Milz-Qi
Kaninchen	süß	kühl	stärkt Qi und Blut, baut Substanz auf
Lamm	süß, leicht bitter	warm bis heiß	stärkt Milz- und Nieren-Yang
Pferd	süß	kühl	stärkt Qi und Blut
Rind	süß	neutral	stärkt Qi und Blut
Rinderleber	süß	neutral	nährt Leber-Blut
Rinderniere	süß	warm	stärkt Nieren-Yang
Schwein	süß, salzig, fett	neutral	stärkt Blut und Yin
Schweineleber	süß, leicht bitter	warm	nährt Leber-Blut
Schweineniere	salzig	neutral	stärkt Nieren-Qi, diuretisch[1]
Truthahn	süß	warm	stärkt Qi, Blut und Yang
Wildschwein	süß	warm bis neutral	stärkt Qi, Blut und Yang
Ziege	süß, leicht bitter	warm bis heiß	stärkt Milz- und Nieren-Yang

1 Eine diuretische Wirkung bei Nahrungsmitteln bedeutet, dass sie die Ausscheidung von überschüssigen Flüssigkeiten fördern.

Tabelle 5 Fisch und Meeresfrüchte

Name	Geschmack	Thermik	Wirkung
Alge	salzig	kalt	löst Schleimansammlung, kühlt Hitze
Aal	süß, fett	warm	stärkt Qi von Milz und Niere
Auster	süß, salzig	kühl	nährt Nieren-Yin
Barsch	süß, leicht salzig	neutral	stärkt Qi und Blut
Forelle	süß, salzig	warm bis neutral	stärkt Qi und Blut
Garnele	süß, leicht salzig	warm	stärkt Nieren-Qi und -Yang
Hai	süß, leicht salzig	neutral	stärkt Qi, Blut und Säfte
Hering	süß	neutral	stärkt Milz- und Lungen-Qi
Kabeljau	süß, leicht salzig	warm	stärkt Qi von Milz und Nieren
Karpfen	süß	neutral	nährt Blut, fördert Milchfluss
Kaviar	salzig	kühl	nährt Nieren-Yin
Krabbe	salzig	kalt	nährt Nieren-Yin
Lachs	süß, leicht salzig, fett	warm	stärkt Qi und Blut
Miesmuschel	salzig	warm	stärkt Nieren-Qi und -Yang
Sardine	süß, salzig	neutral	stärkt Qi und Blut
Scholle	süß, salzig	warm	stärkt Nieren-Qi und -Yang
Tintenfisch	süß	kühl	nährt Blut und Yin
Tunfisch	süß, salzig	warm	stärkt Qi und Blut

Fischeiweiß ist generell leichter verdaulich als Fleischeiweiß. Fisch wirkt nährend auf Milz und Niere und fördert das Wasserlassen.
Bei Hautkrankheiten sollte man Fisch nur sparsam verwenden und die wärmenden Sorten auf jeden Fall meiden.

Tabelle 6 Früchte und Beeren

Name	Geschmack	Thermik	Wirkung
Ananas	süß, sauer	kühl bis neutral	nährt Säfte, diuretisch[1]
Apfel	süß, leicht sauer	neutral bis kühl	nährt Säfte, stoppt Durchfall
Aprikose	süß, sauer	neutral bis warm	nährt Blut und Yin, stoppt Husten
Banane	süß	kalt	befeuchtet Magen und Dickdarm
Birne	süß	kühl	befeuchtet Lunge, kühlt Hitze

1 Eine diuretische Wirkung bei Nahrungsmitteln bedeutet, dass sie die Ausscheidung von überschüssigen Flüssigkeiten fördern.

Brombeere	süß, sauer, adstr.[2]	kühl	hält Säfte
Dattel	süß	neutral	nährt Blut
Erdbeere	süß, sauer	kühl	befeuchtet
Feige	süß	neutral	befeuchtet Lunge und Dickdarm
Granatapfel	süß, sauer	warm	nährt Blut, stoppt Durchfall durch Kälte
Grapefruit	sauer, süß, bitter	kühl bis kalt	senkt das Lungen-Qi ab, nährt Säfte
Heidelbeere	süß, sauer, adstr.[2]	kühl	hält Säfte und Essenz
Himbeere	süß, sauer	kühl	führt leicht ab
Holunder	bitter, süß	kühl bis neutral	regt Darm an
Honigmelone	süß	kühl	kühlt Hitze, befeuchtet
Johannisbeere	süß, sauer, adstr.[2]	kühl	hält und bildet Säfte
Kaki	süß, adstr.[2]	kalt	kühlt Hitze, befeuchtet Lunge und Herz
Kirsche	süß	warm	befeuchtet Leber und Niere, stärkt Mitte
Kiwi	süß, sauer	kalt	kühlt Hitze
Litschi	süß, sauer	neutral bis warm	nährt Blut und Säfte, reguliert Qi
Mandarine	süß, sauer	kühl	befeuchtet Lunge und Magen
Mango	süß, sauer	kühl	nährt Säfte, diuretisch[1]
Mirabelle	süß, sauer	kühl	kühlt Hitze, nährt Säfte
Orange	süß, sauer	kühl bis kalt	kühlt Hitze, nährt Säfte
Papaya	süß, leicht bitter	neutral	regt Galle an
Pfirsich	süß, sauer	neutral bis warm	nährt Blut und Säfte, bewegt Blut
Pflaume	süß, sauer	neutral bis warm	nährt Blut und Säfte, reguliert Qi
Quitte	süß, leicht bitter	neutral bis kühl	kühlt Hitze, senkt Qi ab
Rhabarber	sauer	kalt	führt ab, kühlt Hitze
Stachelbeere	süß, sauer	kühl	kühlt Hitze
Traube	süß, sauer	neutral	nährt Säfte, diuretisch[1]
Wassermelone	süß	kalt	kühlt Hitze, diuretisch[1]
Zitrone, Limette	sauer, adstr.[2]	kalt	kühlt Hitze, hält Säfte

Früchte sind durch ihre meist erfrischende Thermik durstlöschend und leiten überschüssige innere Hitze aus. *Gekocht oder gedünstet* wirken die meisten Früchte stärker säftebildend als im rohen Zustand. *Roh* ist ihre Funktion, Hitze auszuleiten, stärker. Die Früchte mit warmer Thermik nähren das Blut.

1 Eine diuretische Wirkung bei Nahrungsmitteln bedeutet, dass sie die Ausscheidung von überschüssigen Flüssigkeiten fördern.

2 Adstringierende Nahrungsmittel wirken dem unnatürlichen »Auslaufen« von Flüssigkeiten entgegen, wie z. B. bei chronischem Ausfluss, Durchfall, unfreiwilligen Samenergüssen und nächtlichem Schwitzen.

Tabelle 7 Öle und Fette

Name	Geschmack	Thermik	Wirkung
Butter	süß	neutral bis kühl	stärkt Qi und Nieren-Jing; nicht braten!
Distelöl	süß	kühl	befeuchtet den Darm
Erdnussöl	süß	neutral	befeuchtet Lunge und Dickdarm; gutes Bratöl
Knochenmark	süß	neutral bis warm	stärkt Jing, befeuchtet
Kürbiskernöl	süß	warm	befeuchtet Darm, gut gegen Wurmbefall[3]
Olivenöl	süß	kühl	hemmt Entzündungen, befeuchtet[3]
Rapsöl	süß, scharf	warm	befeuchtet, führt ab, antiparasitisch; gutes Bratöl
Sesamöl	süß	kühl	stärkt Leber- und Nieren-Yin
Sojaöl	süß, scharf	warm bis heiß	befeuchtet, antiparasitisch; gutes Bratöl
Sonnenblumenöl	süß	neutral bis kühl	nährt Säfte und Jing
Walnussöl	süß	warm	stärkt Nieren-Yang[3]
Weizenkeimöl	süß	kühl	stärkt Nieren-Jing

Kaltgepresste Öle aus Pflanzenkernen und -samen nähren die Säfte, stärken das Qi, befeuchten den Darm und die Haut, nähren das Nieren-Jing und beseitigen Hitze.
Tierische Fette sind wesentlich schwerer verdaulich. Ein übermäßiger Genuss führt zu Hitze- und Schleimkrankheiten.

Tabelle 8 Getrocknete Gewürze

Name	Geschmack	Thermik	Wirkung
Anissame	süß, scharf	warm	fördert Verdauung, wärmt Mitte
Cayennepfeffer	sehr scharf	heiß	vertreibt Kälte, bewegt Qi
Cumin (Kreuzkümmel)	scharf, süß	warm	fördert Verdauung, reguliert Qi
Curcuma (Gelbwurz)	bitter, scharf	warm	trocknet Feuchtigkeit, bewegt Qi
Curry	scharf, bitter	warm bis heiß	fördert Verdauung und Schwitzen
Fenchelsame	scharf, süß	warm	fördert Verdauung, wärmt Mitte
Ingwerpulver	scharf	heiß	vertreibt Kälte, fördert Schwitzen
Kakao	bitter, süß	warm	stärkt Mitte
Kardamom	scharf	warm	fördert Verdauung, wärmt Mitte
Koriander	bitter, scharf	neutral bis kühl	fördert Verdauung
Kümmel	scharf, süß	warm	fördert Verdauung
Muskatnuss	scharf	warm	wärmt Mitte, fördert Verdauung

3 Geeignet zum Würzen von fertig gekochten Speisen oder für Salate.

Nelke	scharf	warm	wärmt Milz- und Nieren-Yang
Paprika, mild	bitter, süß	warm	fördert Verdauung
Pfeffer	scharf	warm bis heiß	vertreibt Schleim, stillt Schmerz
Piment	scharf	heiß	fördert Verdauung
Safran	scharf, süß	kühl	harmonisiert Leber-Qi
Salz	salzig	kalt	weicht auf, senkt ab, löst Schleim
Senfsame	scharf	warm	vertreibt kalten Schleim
Sternanis	scharf, süß	warm	stärkt Yang, reguliert Qi
Vanille	süß	warm	stärkt Mitte
Wacholderbeere	bitter, scharf	warm	fördert Verdauung, diuretisch[1]
Zimt, Zimtrinde	scharf	warm bis heiß	wärmt Mitte, bewegt Qi und Blut

Tabelle 9 Frische Küchenkräuter

Name	Geschmack	Thermik	Wirkung
Basilikum	scharf, bitter	warm	fördert Verdauung, löst Schleim
Bohnenkraut	scharf, bitter, süß	warm	fördert Verdauung, löst Schleim
Borretsch	bitter, süß	kühl	hemmt Entzündungen
Brennnessel	bitter, leicht salzig	warm	senkt Qi ab, fördert Wasserlassen
Chilischote	sehr scharf	heiß	vertreibt Kälte, löst Stagnation, fördert Schwitzen
Dill	scharf	warm	bewegt Qi
Estragon	süß, scharf	kühl	fördert Verdauung
Ingwer, frisch	scharf	warm	fördert Verdauung, bewegt Qi, entgiftet
Kerbel	bitter, süß	kühl	kühlt Hitze
Knoblauch	scharf	heiß	bewegt Qi, vertreibt Schleim, antiparasitisch
Koriandergrün	scharf	warm	fördert Verdauung, reguliert Qi, fördert Schwitzen
Kresse	scharf	kühl	kühlt Hitze, fördert Verdauung
Liebstöckelgrün	scharf, bitter	warm	regt Verdauung an
Lorbeer	scharf, bitter	warm	fördert Verdauung
Löwenzahn	bitter	kalt	kühlt Leber-Hitze
Majoran	bitter, scharf	neutral	fördert Verdauung
Meerrettich	scharf	warm	stärkt Yang, vertreibt Kälte
Oregano	scharf, bitter	neutral	fördert Verdauung

1 Eine diuretische Wirkung bei Nahrungsmitteln bedeutet, dass sie die Ausscheidung von überschüssigen Flüssigkeiten fördern.

Petersilie	scharf, bitter[4]	warm	regt Leberfunktion an, nährt Blut
Pfefferminze	scharf, leicht süß	kühl	kühlt Hitze, vertreibt Schleim
Rosmarin	bitter, scharf	warm	fördert Verdauung, stärkt Lunge, Milz und Niere
Rucola (Rauke)	scharf, bitter	kühl	regt Verdauung an, bewegt Qi
Salbei	bitter, scharf	warm	vertreibt Schleim
Schnittlauch	scharf	warm	fördert Verdauung, bewegt Qi
Thymian	bitter, scharf	warm	wandelt Schleim um, stärkt Lunge und Milz
Ysop	bitter, scharf	warm	wandelt Schleim um, fördert Verdauung
Zitrone, Limette	sauer	kalt	kühlt Hitze, hält Säfte

Tabelle 10 Sonstiges

Name	Geschmack	Thermik	Wirkung
Ahornsirup	süß	neutral	stärkt Mitte, befeuchtet Trockenheit
Alkohol	scharf	warm bis heiß	zerstreut und bewegt Qi, befeuchtet
Blütenpollen	süß, scharf, bitter	neutral	stärken Nieren-Essenz und Herz
Ei vom Huhn	süß	neutral	stärkt Blut, Yin und Jing
Eigelb	süß	neutral	nährt Yin von Herz und Niere
Eiweiß	süß	kühl	nährt Yin der Lunge, kühlt Hitze
Essig	sauer, adstr.[2]	warm	bewegt Blut, stillt Blutung
Gerstenmalz	süß	warm	stärkt Mitte, befeuchtet Trockenheit, stillt Husten
Honig	süß	neutral	stärkt Mitte, befeuchtet Trockenheit
Jakobstränen	süß	erfrischend-kalt	stärken Milz, diuretisch[1], leiten Feuchtigkeit aus
Joghurt[5]	sauer	kühl	befeuchtet Trockenheit
Kokosmilch	süß	neutral	nährt Yin, Blut und Jing
Lotossamen	süß, sauer, adstr.[2]	neutral	stärken Milz, Herz und Niere
Melasse	süß	warm	stärkt Mitte, harmonisiert Leber
Milch[5]	süß	neutral	nährt Säfte, befeuchtet Trockenheit

1 Eine diuretische Wirkung bei Nahrungsmitteln bedeutet, dass sie die Ausscheidung von überschüssigen Flüssigkeiten fördern.

2 Adstringierende Nahrungsmittel wirken dem unnatürlichen »Auslaufen« von Flüssigkeiten entgegen, wie z. B. bei chronischem Ausfluss, Durchfall, unfreiwilligen Samenergüssen und nächtlichem Schwitzen.

4 Petersilie wurde in den Rezepten dieses Buches wegen ihrer grünen Farbe dem Holzelement zugeordnet.

5 Milchprodukte können sich sowohl förderlich als auch schädlich auf die Gesundheit auswirken:
Positiv wirken sie bei Menschen mit Yin-Leere, mit Neigung zu innerer Hitze und Trockenheit. Gemieden werden sollten sie von Menschen mit einer Schwäche der Milz und mit Ansammlung von Feuchtigkeit und Schleim. Pasteurisierte und homogenisierte Milchprodukte sollten nicht verwendet werden, da sie biologisch verändert sind.

Miso	salzig	neutral bis kühl	fördert Verdauung, stärkt Magen, enzymhaltig
Palmzucker	süß	neutral	befeuchtet, harmonisiert
Reismalz	süß	warm	stärkt Mitte, befeuchtet Trockenheit, stillt Husten
Rote Datteln	süß	neutral	stärken Milz und Magen-Qi
Sahne, süß[5]	süß	neutral	nährt Qi und Blut, befeuchtet Trockenheit
Sauerrahm[5]	sauer	kühl	nährt Säfte, befeuchtet Trockenheit
Sojamilch	süß	kühl	kühlt Hitze
Sojasoße	salzig	kühl	stärkt Magen, harmonisiert Mitte
Tofu	süß	kühl	nährt Säfte
Ursüße (Zuckerrohr)	süß	warm	stärkt Mitte, harmonisiert Leber, bewegt Blut

5 Milchprodukte können sich sowohl förderlich als auch schädlich auf die Gesundheit auswirken: Positiv wirken sie bei Menschen mit Yin-Leere, mit Neigung zu innerer Hitze und Trockenheit. Gemieden werden sollten sie von Menschen mit einer Schwäche der Milz und mit Ansammlung von Feuchtigkeit und Schleim. Pasteurisierte und homogenisierte Milchprodukte sollten nicht verwendet werden, da sie biologisch verändert sind.

Danksagung

Dieses Buch wäre ohne die Hilfe einiger mir sehr nahe stehender Menschen nicht entstanden. Dabei möchte ich zuerst meinen Eltern danken, die mein Wesen durch ihre humanistische Lebenseinstellung geprägt haben.

Weiterhin danke ich allen meinen Lehrerinnen und Lehrern. Zum einen meinem buddhistischen Lehrer, der mir auf vielen Ebenen zu mehr innerer Freiheit verholfen hat; zum anderen meinen Lehrern der TCM. Unter ihnen hat mich vor allem meine Kräuterlehrerin mit ihrem Wissen und ihrer Begeisterung inspiriert.

Meinem Mann bin ich sehr dankbar für seine großzügige und liebevolle Unterstützung in allen meinen Aktivitäten.

Meiner Lektorin Erdmute Otto danke ich für die gute Zusammenarbeit.

Nicht zuletzt danke ich meinen Patienten dafür, dass sie ihre Geschichten, ihre Fragen und ihre Entwicklungen mit mir teilen.

Ich wünsche Ihnen, dass Sie die Energie und Kraft, die Sie durch die Anwendung der chinesischen Ernährungslehre bekommen, für die Entwicklung Ihrer Gesundheit, Ausgeglichenheit und inneren Freiheit nutzen können.

Vollmond im Juli 1999, Chantelupe

Nachwort

Wenn Sie mit den Methoden der chinesischen Medizin behandelt werden möchten, rate ich Ihnen, einen TCM-Therapeuten in Ihrer Nähe aufzusuchen (siehe Adressen), weil eine regelmäßige Betreuung wichtig ist. Je tiefer ich in dieser wunderbaren Heilkunde vordringe, desto faszinierender wird sie durch ihre Bandbreite. Eine Ernährungsberatung ist die Basis für eine Behandlung. Als Vorbeugung bzw. Konstitutionspflege ist sie auch unabhängig von Behandlungen mit Akupunktur und Heilkräutern sinnvoll.
Ich freue mich täglich daran, mit der chinesischen Medizin zu arbeiten. In Vorträgen und Seminaren teile ich gerne mein Wissen, damit die Offenheit für die chinesische Heilkunde weiter wächst.

Karola Schneider
Praxis für Traditionelle Chinesische Medizin
Unterschwarzenberg 18, 87466 Oy-Mittelberg

Adressen von Berufsverbänden

Bei den folgenden Berufsverbänden können Sie Adressen kompetenter Praktikerinnen und Praktiker der TCM erhalten:

Arbeitsgemeinschaft für Klassische Akupunktur und Traditionelle Chinesische Medizin e.V.
Sekretariat
Michael van Gorkom
Wisbacher Str. 1
83435 Bad Reichenhall
Tel.: 08651 - 69 09 19
Fax: 08651 - 71 06 94
Internet: www.agtcm.de

Deutsche Ärztegesellschaft für Akupunktur e.V. (DÄGfA)
Geschäftsstelle
Raglovichstr. 14
80637 München
Tel.: 089 - 15 96 888
Fax: 089 - 15 96 255

Societas Medicinae Sinensis (SMS) Internationale Gesellschaft für Chinesische Medizin e.V.
Franz-Josef-Str. 38
80801 München
Tel.: 089 - 33 56 74
Fax: 089 - 33 73 52

Bezugsquellen für chinesische Kräuter

Das Kräutermännchen – Bio Shen Nong LTD »Harmonie und Natur«
Bernard Thomassin
11, rue de Koerich
L - 8437 Steinfort
Luxemburg
Tel.: 0180 - 525 46 29
Fax: 0180 - 525 43 82

Die Arbeitsgemeinschaft Deutscher TCM-Apotheken (TCM-Apo AG)
www.TCM-Apo.de
Unter diesem Verband finden Sie über 50 Apotheken, die sich auf den Verkauf von chinesischen Heilkräutern spezialisiert haben.

Darüber hinaus gibt es viele Apotheken in Deutschland, die auf den Verkauf von chinesischen Heilkräutern eingestellt sind.
Fragen Sie Ihren TCM Therapeuten.

Literaturverzeichnis

Bensky, Dan / Gamble, Andrew
Chinese Herbal Medicine – Materia Medica,
Seattle: Eastland Press 1993

Daiker, Ilona / Kirschbaum, Barbara
Die Heilkunst der Chinesen,
Hamburg: Rowohlt 1997

Eckert, Achim
Das heilende Tao – Die Lehre der fünf Elemente,
Freiburg i. Br.: Bauer 1998

Engelhardt, Ute / Hempen, Carl-Hermann
Chinesische Diätetik,
München: Urban und Schwarzenberg 1997

Flaws, Bob
The Book of Jook – Chinese Medicinal Porridges,
Boulder: Blue Poppy Press 1995

Flaws, Bob
Chinesische Heilkunde für Kinder,
Sulzberg: Joy 1998

Flaws, Bob / Wolfe, Lee
Das Yin und Yang der Ernährung,
München: Heyne 1997

Fu-Lung, Ho
Aus Chinas Küchen,
München: Heyne 1998

Heinen, Martha P.
Kochen und leben mit den Fünf Elementen,
Aitrang: Windpferd 1994

Hempen, Carl-Hermann
Die Medizin der Chinesen,
München: Goldmann 1991

Jilin, Liu
Chinese Dietary Therapy,
London: Churchill Livingstone 1995

Kaptchuk, Ted J.
Das große Buch der chinesischen Medizin – Die Medizin von Yin und Yang in Theorie und Praxis,
München: Heyne 1998

Maoshing, Ni
The Yellow Emperor's Classic of Medicine – A New Translation of the Nei Jing Su Wen with Commentary,
Boston / London: Shambhala Publications 1995

Pitchford, Paul
Healing with Whole Foods – Oriental Traditions and Modern Nutrition,
Berkeley: North Atlantic Books 1993

Reid, Daniel P.
Chinese Herbal Medicine,
Boston / London: Shambhala Publications 1993

Ross, Jeremy
Zang Fu – Die Organsysteme der traditionellen chinesischen Medizin,
Uelzen: Medizinisch Literarische Verlagsgesellschaft 1992

Schmidt, Wolfgang
Der Klassiker des Gelben Kaisers zur Inneren Medizin,
Freiburg i. Br.: Herder 1993

Temelie, Barbara
Ernährung nach den Fünf Elementen,
Sulzberg: Joy 1999

Van Nghi, Nguyen
Hoang Ti Nei King So Ouenn (Band 1 und 2),
Uelzen: Medizinisch Literarische Verlagsgesellschaft 1996

Wetter, Ursula
5 Elemente Küche – Westlich kochen nach der chinesischen Ernährungslehre,
Aarau (Schweiz): AT Verlag 1998

Yeoh, Aileen
The Tao of Eating and Healing,
Singapore: Times Books International 1992

Rezeptregister

Stichwortregister

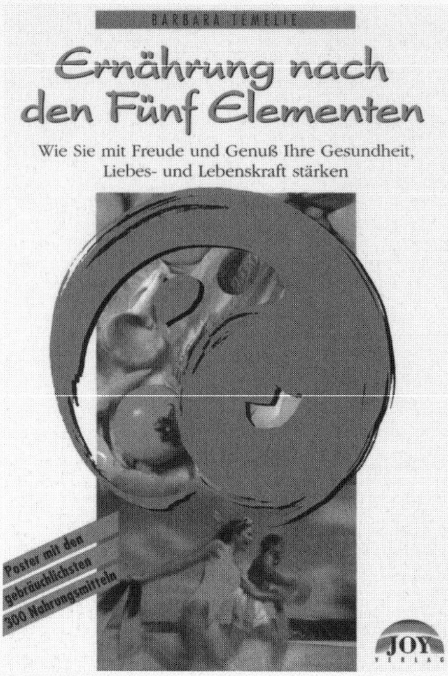

Völlig überarbeitete und erweiterte Auflage 1999

Barbara Temelie

Ernährung nach den Fünf Elementen

Wie Sie mit Freude und Genuß Ihre Gesundheit, Liebes- und Lebenskraft stärken

Eine praktische Einführung in die chinesische Ernährungslehre

224 Seiten, kart., mit farbigem Nahrungsmittel-Poster
€ 15,30 [D]   SFR 27,50   € 15,80 [A]

ISBN 3-928554-03-4

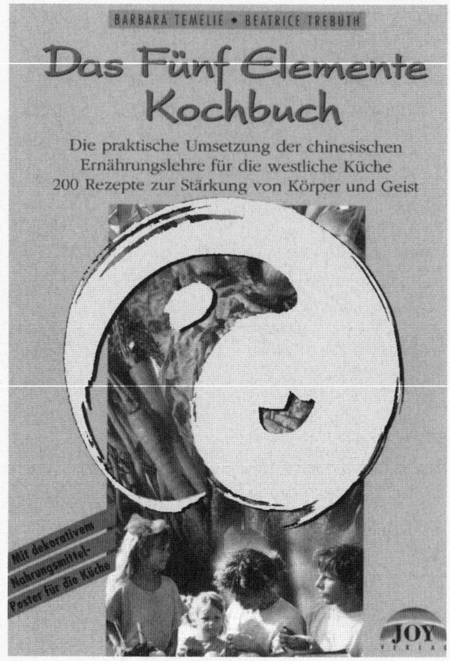

Völlig überarbeitete und erweiterte Auflage 1999

Barbara Temelie / Beatrice Trebuth

Das Fünf Elemente Kochbuch

Die praktische Umsetzung der chinesischen Ernährungslehre für die westliche Küche

200 Rezepte zur Stärkung von Körper und Geist

416 Seiten, kart., durchg. zweifarbig, mit farbigem Nahrungsmittel-Poster
€ 18,80 [D]   SFR 33,50   € 19,40 [A]

ISBN 3-928554-05-0

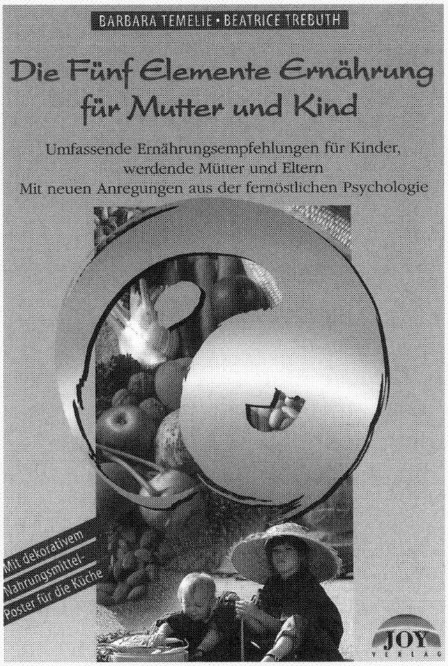

Barbara Temelie / Beatrice Trebuth

Die Fünf Elemente Ernährung für Mutter und Kind

Umfassende Ernährungsempfehlungen für Kinder, werdende Mütter und Eltern
Mit neuen Anregungen aus der fernöstlichen Psychologie

240 Seiten, kart., mit farbigem Nahrungsmittel-Poster
€ 15,30 [D] SFR 27,50 € 15,80 [A]

ISBN 3-928554-09-3

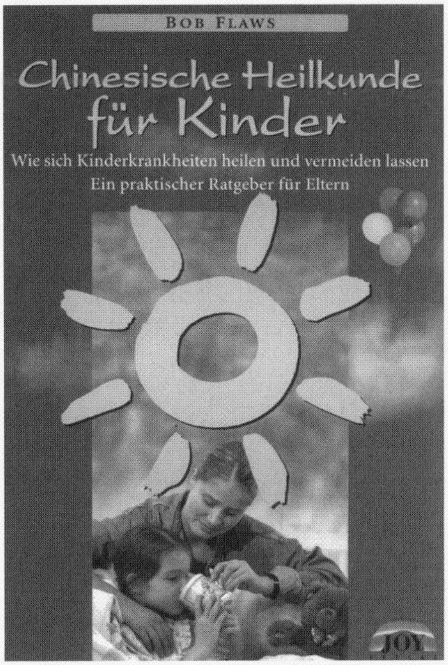

Bob Flaws

Chinesische Heilkunde für Kinder

Wie sich Kinderkrankheiten heilen und vermeiden lassen

Ein praktischer Ratgeber für Eltern

224 Seiten, kart., mit Illustrationen
€ 15,30 [D] SFR 27,50 € 15,80 [A]

ISBN 3-928554-25-5

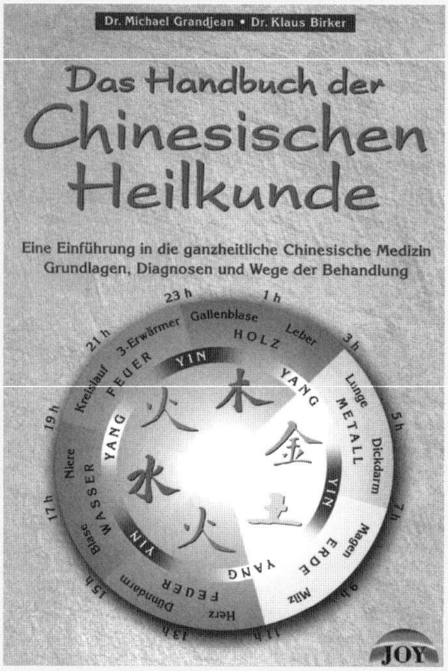

Dr. med. Grandjean / Dr. med. Birker

Das Handbuch der Chinesischen Heilkunde

Eine Einführung in die ganzheitliche Chinesische Medizin

Grundlagen, Diagnosen und Wege der Behandlung

224 Seiten, kart., mit Illustrationen
€ 15,30 [D]   SFR 27,50   € 15,80 [A]

ISBN 3-928554-19-0

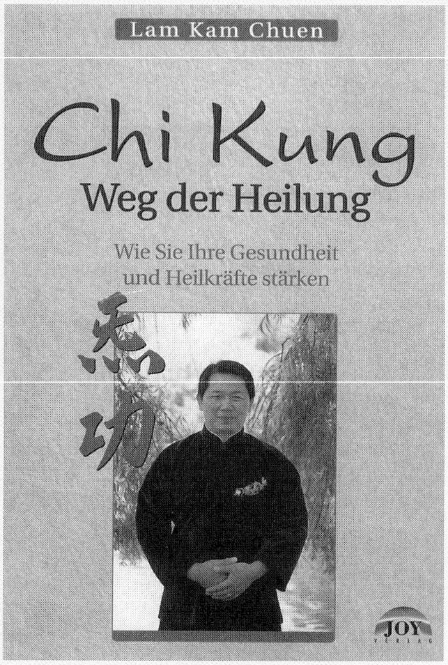

Master Lam Kam Chuen

Chi Kung – Weg der Heilung

Wie Sie Ihre Gesundheit und Heilkräfte stärken

160 Seiten, kart., durchg. vierfarbig, mit vielen Illustrationen
€ 18,80 [D]   SFR 33,50   € 19,40 [A]

ISBN 3-928554-37-9